普通高等院校"十四五"规划实验室
安全与操作规范系列特色教材

临床医学实验室
安全与操作规范

主　审　季湘年　金　阳　张进祥

主　编　王　征

副主编　程　辉　王　琳　南京辉　欧阳真

编　委　(以姓氏笔画排序)

马　鸣（华中科技大学同济医学院附属协和医院）

王　征（华中科技大学同济医学院附属协和医院）

王　琳（华中科技大学同济医学院附属协和医院）

付子君（华中科技大学同济医学院附属协和医院）

张红艳（华中科技大学同济医学院附属协和医院）

陈　实（华中科技大学同济医学院附属协和医院）

欧阳真（华中科技大学同济医学院附属协和医院）

南京辉（华中科技大学同济医学院附属协和医院）

袁　泉（华中科技大学同济医学院附属协和医院）

黄　雷（华中科技大学同济医学院附属协和医院）

彭树辉（华中科技大学同济医学院附属协和医院）

程　倩（华中科技大学同济医学院附属协和医院）

程　辉（华中科技大学同济医学院附属协和医院）

戴　拯（华中科技大学同济医学院附属协和医院）

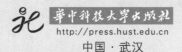

华中科技大学出版社
http://press.hust.edu.cn
中国·武汉

内 容 简 介

本书是普通高等院校"十四五"规划实验室安全与操作规范系列特色教材。

全书围绕临床医学实验室安全管理和操作规范,共分为八章,第一章是临床医学实验室基本安全知识,第二章是临床医学实验室化学试剂的安全管理,第三章是临床医学实验室生物安全管理,第四章是临床医学实验室辐射安全,第五章是实验动物生物安全管理与实验操作规范,第六章是临床医学实验室常规仪器安全操作规范,第七章是临床医学实验室精密仪器安全操作规范,第八章是临床医学实验室突发事件应急管理。

本书可作为刚进入临床医学实验室学习的研究生的实验室安全管理与操作规范培训教材,还可供临床医学相关实验室从事生命科学相关研究领域的科研人员、教师等参考。

图书在版编目(CIP)数据

临床医学实验室安全与操作规范 / 王征主编. -- 武汉 : 华中科技大学出版社,2024.8. -- ISBN 978-7-5772-1182-4

Ⅰ. R446-65

中国国家版本馆 CIP 数据核字第 2024BB7580 号

临床医学实验室安全与操作规范   王 征 主编
Linchuang Yixue Shiyanshi Anquan yu Caozuo Guifan

策划编辑:居 颖
责任编辑:李艳艳
封面设计:原色设计
责任校对:朱 霞
责任监印:周治超
出版发行:华中科技大学出版社(中国·武汉)   电话:(027)81321913
            武汉市东湖新技术开发区华工科技园   邮编:430223
录   排:华中科技大学惠友文印中心
印   刷:武汉科源印刷设计有限公司
开   本:787mm×1092mm   1/16
印   张:7.75
字   数:201千字
版   次:2024 年 8 月第 1 版第 1 次印刷
定   价:39.8 元

网络增值服务

使用说明

欢迎使用华中科技大学出版社资源网

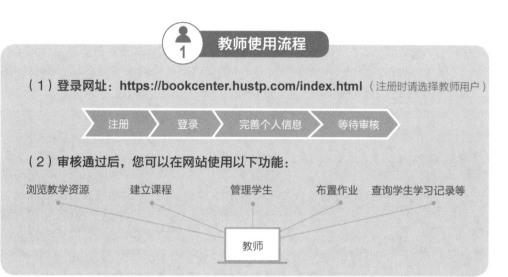

1 教师使用流程

（1）登录网址：**https://bookcenter.hustp.com/index.html**（注册时请选择教师用户）

注册 〉 登录 〉 完善个人信息 〉 等待审核

（2）审核通过后，您可以在网站使用以下功能：

浏览教学资源　　建立课程　　管理学生　　布置作业　查询学生学习记录等

教师

2 学员使用流程

（建议学员在PC端完成注册、登录、完善个人信息的操作）

（1）PC 端学员操作步骤

① 登录网址：https://bookcenter.hustp.com/index.html（注册时请选择普通用户）

注册 〉 完善个人信息 〉 登录

② 查看课程资源：（如有学习码，请在个人中心－学习码验证中先验证，再进行操作）

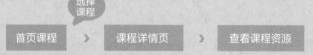

选择课程

首页课程 〉 课程详情页 〉 查看课程资源

（2）手机端扫码操作步骤

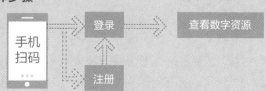

手机扫码　　登录　　查看数字资源

注册

前言

临床医学实验室是开展生物医学相关研究和实践的重要场所,也是医学发展和人才培养的重要基地。随着医学和相关生物学科的迅猛发展,国家"十四五"生物经济发展规划将"面向人民生命健康的生物医药"作为生物经济4大重点领域之一,医学科技创新与医学教育体系建设发展显著。目前,我国已建成约50家国家临床医学研究中心和10余个国家医学中心,在生物医药领域已建成70余个国家重点实验室,在北京协和医院等5家医疗机构建设转化医学国家重大科技基础设施,布局建设100多家部委级重点实验室,全国已有从事人间传染的病原微生物实验室活动的P3、P4实验室60余个,P2实验室约4.6万个。临床医学实验室的建设为我国卫生健康事业发展提供了强有力的支撑,同时也为临床医学实验相关安全管理带来了巨大的挑战。

近年来,我国高校实验室普遍加强了安全管理工作,虽取得了积极成效,但实验室安全管理模式尚处于初级阶段,各类安全事故仍时有发生,表明实验室安全管理仍存在薄弱环节,突出体现在实验室安全责任落实不到位、管理制度执行不严格、宣传教育不充分、安全保障体系不健全等方面。临床医学实验室支撑着基础医学、临床医学、预防医学、口腔医学、麻醉学、药学、生物医学工程等多学科专业实验教学和科研操作,同时实验室人员流动性大、科研实验探索性强,实验研究中涉及的危险源众多,不可避免需使用易燃、易爆等危险化学品、潜在致病性微生物,以及机电设备、特种设备、辐射等危险源等,这些特点导致临床医学实验室综合安全风险高,对临床医学实验室的安全管理提出了更高的要求。

为有效应对新形势下的临床医学实验室安全管理问题,切实提高高校临床医学实验室的安全性,本书立足于国家颁布的安全工作相关法律法规,深入贯彻党中央关于弘扬生命至上、安全第一的思想,围绕临床医学实验室安全管理工作核心,由涵盖医院科研管理部门、临床医学实验中心、保卫科及研究生管理办公室等部门的一线专家、学者、管理者共同编写。本书紧密联系临床医学实验室安全管理内容、实际存在的问题及未来发展趋势,全面系统归纳临床医学实验室安全管理办法、临床医学实验相关操作规范,以及临床医学实验室突发事件应急管理预案,编写过程中力求内容精炼、兼具实用性和可操作性,旨在为临床医学实验室安全教育提供参考和指导,强化医学生的安全和责任意识,降低安全隐患,保证学生个人、他人、实验室乃至整个学校的安全。

本书得以顺利付梓,仅在此衷心感谢华中科技大学同济医学院附属协和医院科研处、临床医学实验中心、保卫科及研究生管理办公室等部门专家、教授提供的指导和帮助,感谢华中科技大学同济医学院附属协和医院汪洋完成了相关调研和整理工作,感谢华中科技大学同济医学院附属协和医院临床医学实验中心常盼盼老师、杨文老师对实验仪器规范操作相关内容的审核,感谢华中科技大学同济医学院附属协和医院保卫科余洋对第一章内容的审核,还要感谢各位专家在本书编撰过程中的辛勤付出和努力!

实验室安全工作任重道远,各实验室应该认真学习贯彻习近平总书记关于安全生产和平安中国建设的重要指示精神,认真学习贯彻习近平总书记在党的二十大报告中指出的总体国家安全观,更加重视加强生物安全管理,严格落实教育部关于学校安全的部署要求,全力筑牢实验室安全防线,切实保护好广大师生的健康和安全,推动我国卫生健康事业高质量发展。

由于时间和编写水平有限,书中难免存在疏漏与不足,我们殷切希望广大读者和相关领域的专家学者给予批评指正,为进一步完善本书提出宝贵意见。

目录

第一章
临床医学实验室基本安全知识

扫码看课件

第一节　水　电　安　全

一、实验室用水分类

1. 蒸馏水(distilled water)　指经蒸馏和冷凝处理后的水,以去除自来水中的大部分污染物,通常使用的是经两次蒸馏的水,又称双蒸水。由于蒸馏水制备简便,设备便宜,在早期实验室应用广泛,但存在高耗能及安全隐患,已经逐渐淘汰。

2. 去离子水(deionized water)　经离子交换树脂处理,以去除水中的阴离子和阳离子。

3. 反渗透水(reverse osmosis water)　指在压力作用下,经反渗透膜截留水中的杂质(溶解盐、病毒、细菌、胶体,细菌内毒素和大部分有机物等杂质)制出的纯水,是目前被广泛应用的一种实验室用水。

4. 超纯水(ultra-pure water)　指电阻率达到 18 MΩ·cm(25 ℃)的水。实验室使用超纯水系统制备超纯水,基本去除了导电离子、胶体、有机物和微生物,具有高纯度。为了保证超纯水的纯度,需现取现用。

二、实验室用水安全

1. 熟悉实验室供水系统各个阀门的布局

(1)实验人员应该熟悉实验楼层自来水阀的位置。

(2)为了保证实验室的正常运行,应在实验室所在的楼栋安装一个总阀,并在每个楼层设置一个分阀,且需有明显的标志。总阀由楼栋值班人员操作,分阀由实验室管理人员操作。

2. 上、下水管道的检查与维修

(1)上、下水道必须保持通畅,水槽和排水管必须保持畅通。

(2)若发现水龙头和水管出现渗漏、水道堵塞等,应立即与维修人员取得联系,尽快处理。

(3)为避免漏水事件的发生,实验室需安装带有逆流口的水槽。

(4)在冬季,需定期清理水管,注意保暖,以避免水管因低温而冻裂。

3. 实验室用水安全注意事项

（1）节约用水，杜绝无人监管下用水情况（图1-1）。无人状态时，必须采取有效的预防措施，并做好应对突发情况（如停水或漏水）的准备。

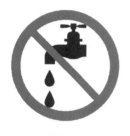

图1-1　节约用水标志

（2）在仪器和水管连接处，使用管箍进行加固，以确保用水的安全性和可靠性。

（3）冷凝器的供水系统应使用橡胶管，禁止使用乳胶管。

（4）定期检查冷却水装置的接口处橡胶管老化情况，发现问题及时更换，以防漏水。

（5）实验室的废弃化学试剂、有毒有害危险废物、遇潮遇水易起化学反应和易分解变质的化学药品，应使用专用废液桶存放，由专业部门回收处置，严禁直接倒入下水管道（图1-2）。

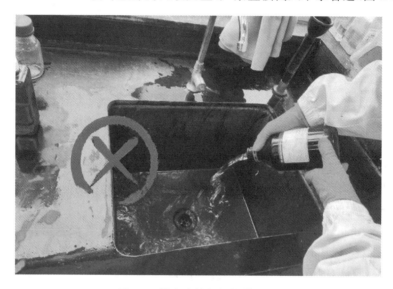

图1-2　禁止直接倾倒化学废液

三、实验室用电安全

1. 实验室用电安全注意事项

（1）为了确保实验室内电气设备的安全运行，大功率实验设备必须使用专用电源，严禁将其与照明线混用，以免出现过载的情况。

（2）实验室工作人员应知晓所在区域内配电箱、配电柜等终端设备的具体位置，各种开关、插座、照明等应保持完好可用状态。

（3）在配电装置或线路周围，禁止堆放任何易燃、易爆和有毒有害物质，不得在照明设备下方堆放可燃物。

（4）在实验室里，禁止随意乱接乱拉电源线，避免将过多的电器同时接在一个接线板上。

（5）为了消除静电危害，应该在可能产生静电的区域和设备上设置明显的标志和警告，并采取适当的预防措施。

（6）实验室应定期检查线路，确保电气设备有良好的接地系统，所用的高压、高频设备应有可靠的防护措施，避免发生触电危险。

（7）水槽周边禁止安装电源插座，手上有水或者潮湿时，不要用手直接接触任何运行的电气设备。

（8）实验室工作人员必须熟悉所操作仪器和设备的性能，并且严格遵守操作规程。

2. 触电救援

（1）当实验人员误触表面带电物体时，可能会因为痉挛或失去意识而紧抓带电物体，无法自行脱离。在抢救触电者时，首要步骤是使触电者尽快脱离电源。

（2）立即拔掉电源插座或者关闭房间分控电源，或者使用带有绝缘手柄的工具切断电源线。

（3）如果不清楚电源或者插座位置，可以使用干燥的木棒、塑料工具、绝缘橡胶手套、绝缘棒等绝缘物体将带电物体拨离触电者（图1-3）。在没有完全移除电源的情况下，急救人员应该尽量避免直接移动触电者，以防自身触电受伤。

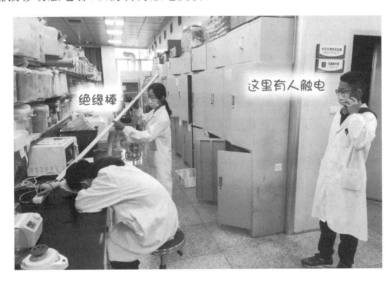

图 1-3 触电者紧急救援

第二节 用气安全

一、现场管理

1. 设置专用储存间（图 1-4）

（1）储存间内应保持良好的通风和干燥。

（2）储存间内的气瓶必须按照容量或剩余量进行分区摆放，满瓶和空瓶要有明显标志，做好防倾倒措施。

（3）储存空间内温度不得超过 40 ℃，防止阳光直射，严禁明火。

2. 普通气体储存 拧紧储气瓶瓶帽，摆放整齐，安装防倒装置，留出足够的搬运空间。

3. 危险气体储存 涉及危险气体（乙炔、甲烷等）时应使用专业气瓶储存柜储存，同时安装专用气体泄漏报警器，实时监测。

4. 集中供气 如果采用气瓶房集中供气，则房间内须使用防爆电器，人员进出务必做好除静电工作。

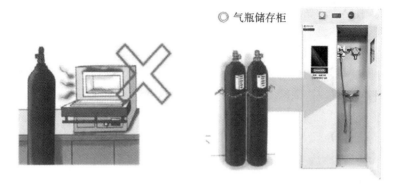

图 1-4　气瓶安全设置

二、使用安全

1. 使用要求

（1）为了保证安全，气瓶在运输、储存和使用时必须采取防撞措施，同时避免气瓶倾倒。

（2）气瓶应该直立放置使用，不得卧放。如果工作场所不固定，或者经常搬运，则应该将其固定在专用的手推车上，以免发生倾倒。

（3）开阀门时，要缓慢打开，不能一下子开到最大。关阀门时，不要过度用力，保证气体不溢出即可。

（4）保持阀门、减压阀、接头、软管和瓶体等清洁。

（5）一旦发现气瓶泄漏，应立即关闭气阀，并及时通知管理人员。

2. 检查要求

（1）所有气瓶应依照规范在检验周期内由具有检测资质的单位开展检测，并在瓶体显著位置张贴产品检验合格证。

（2）气瓶的外观应有明显的颜色标志，并且贴有警示标签。

（3）气瓶标志应醒目正确，并且阀门、瓶帽、减震橡胶圈、连接口都应保持完好，没有泄漏、滑丝或者松动的现象。

（4）所有气瓶应悬挂使用标志（如满瓶、使用中、空瓶等）。

第三节　消防安全

一、实验室消防安全事项

（1）为确保实验室消防安全，所有工作人员都必须参加消防安全的专业培训，掌握必要的消防知识，知晓本场所的火灾危险性。遇到火情时，能第一时间报警，操作身边的消防器材扑灭初期火灾，同时组织区域内其他工作人员疏散。培训结束进行考核，达标的人员方能进入实验室学习与工作。

（2）实验室所在楼层疏散走道、安全出口、疏散楼梯间应保持畅通，不得锁闭安全出口。确因工作需要进行门禁管控时，必须与火灾自动报警系统联网。

（3）实验室所储存的易燃、易爆物品都必须符合安全防火规范,同时严格执行领取登记和清退制度,禁止超量储存。

（4）实验室所用的易燃、易爆危险品应严格按照规范的要求进行存放,必须远离火源、热源及避免阳光直射。

（5）自燃危险品与其他类型危险品或试剂分开存放,存放环境要保持阴凉通风。

（6）实验室内禁止私拉、乱接电线,未向相关责任部门报备,不得擅自增加电器设备。确因实验需要,责任人向责任部门申请后,由专业人员配合进行设备、线路的安装和调试。

（7）实验室仪器设备应强化日常监管,指派专人负责维护和保养,杜绝设备"带病运行"。

（8）实验室应根据实验性质配置相应的灭火器材。

（9）实验室应加强对常用加热设备、特种设备的安全管理。

二、实验室的火灾类型及灭火器材的使用

1. 火灾的类型 根据其燃烧特征,火灾主要分为如下五类。

（1）A类:固体物质火灾,如木头、棉麻、纸和塑料等。

（2）B类:液体火灾和可熔化的固体物质火灾,如汽油、煤油、甲醇、酒精、沥青和石蜡等。

（3）C类:可燃气体火灾,如天然气、氢气、甲烷、乙烷、丙烷等。

（4）D类:金属火灾,如钾、钠、镁、钛、锆、锂、铝等火灾。金属火灾非常危险,不能简单地用水、干粉、泡沫等灭火剂扑灭。

（5）E类:带电燃烧的火灾,指各类电器、电子元件、电气设备(如精密电子仪器)或电线电缆等燃烧时仍带电的火灾。

2. 灭火器材的使用

（1）ABC干粉灭火器的使用:ABC干粉灭火器适用性广,可以有效扑灭A类、B类、C类、E类初起火灾,其操作步骤如下。

①第一步,打开灭火器箱,取出灭火器。

②第二步,将安全插销拔出。

③第三步,握住前段皮管,对准火苗。

④第四步,用力压下压把,对准起火点喷射(图1-5)。

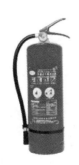
ABC干粉灭火器

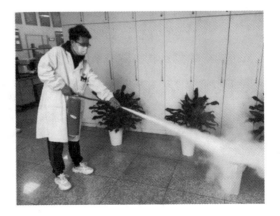

图1-5 ABC干粉灭火器及其在扑灭初期火灾时的使用

但粉末会造成二次污染,对实验室内精密仪器设备可能产生危害,所以要慎重使用。

(2)二氧化碳灭火器的使用:二氧化碳灭火剂能够迅速降低空气中的氧含量,降低物体表面温度,中断燃烧反应。非常适合用来处理贵重物品、文件资料、精密仪器、带电设备火灾等,其操作步骤如下。

①第一步,将二氧化碳灭火器提至距燃烧物 2～5 m 处,放下灭火器。

②第二步,拔出保险销,一手握住喇叭筒根部的手柄,另一只手紧握启闭阀的压把,对准火焰根部喷射。

③第三步,对没有喷射软管的二氧化碳灭火器,应将喇叭筒往上扳 70°～90°(图 1-6)。

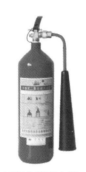
二氧化碳灭火器

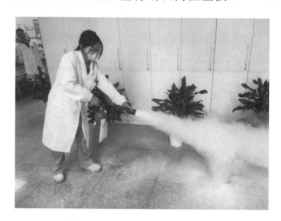

图 1-6　二氧化碳灭火器及其在扑灭初期火灾时的使用

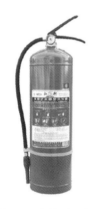

图 1-7　水基型灭火器

(3)水基型灭火器的使用:水基型灭火器是一种高效的灭火工具(图 1-7),能有效扑灭各类固态或液态物质的火灾,包括纸张、木材、纺织品和油类物质,具有灭火速度快,渗透性强,防止复燃的优势,但普通水基型灭火器不适用扑灭电压高于 1000 V 的带电火灾。

(4)灭火毯的使用:灭火毯由隔热耐火材料耐火纤维制成,具有非常出色的隔热效果,用于扑灭一些火势较小、不适用水灭火的着火物的扑救。可在实验室操作台边便于取用的位置设置灭火毯,在出现火情时只需将灭火毯展开直接覆盖火源即可。灭火毯还可以用于火场中的紧急逃生,逃生时将灭火毯展开覆于全身,注意要包裹住头部。如果在火场中需要救助行动不便的人,也可以将灭火毯覆盖在救助对象的身上,帮助其逃生(图 1-8)。

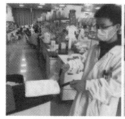
取出灭火毯

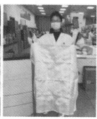
展开灭火毯

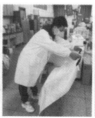
覆盖住火源

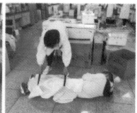
压灭衣物着火

图 1-8　灭火毯的使用

（5）消防沙的使用：消防沙是较普通沙子颗粒更细的建筑所用干燥黄沙（图 1-9），具有良好的密闭性，主要用于扑灭油制品、D 类金属火灾、易燃化学品等物质所致火灾。使用时，只需将消防沙倒在燃烧物上，确保火焰被消防沙完全覆盖，直到火焰熄灭。

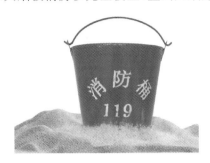

图 1-9 消防沙和消防桶

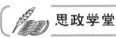 **思政学堂**

树立安全发展理念，弘扬生命至上、安全第一的思想，健全公共安全体系，完善安全生产责任制，坚决遏制重特大安全事故，提升防灾减灾救灾能力。

——习近平总书记在中国共产党第十九次全国代表大会上的报告

（程 辉 袁 泉 马 鸣）

第二章
临床医学实验室化学试剂的安全管理

扫码看课件

第一节　危险化学品安全管理

一、危险化学品定义

国务院颁布的《危险化学品安全管理条例》第一章第三条规定危险化学品（hazardous chemicals）是指具有毒害、腐蚀、爆炸、燃烧、助燃等性质，对人体、设施、环境具有危害的剧毒化学品和其他化学品。

二、危险化学品分类

按危险化学品的主要危险特性，常用危险化学品分为如下八大类：第一类，爆炸品；第二类，压缩气体和液化气体；第三类，易燃液体；第四类，易燃固体、自燃物品及遇湿易燃物品；第五类，氧化剂和有机过氧化物；第六类，有毒品；第七类，放射性物品；第八类，腐蚀品。

其中，剧毒、易制毒、易制爆化学品属于国家特殊管控的危险化学品。剧毒化学品是指具有非常剧烈毒性危害的化学品，详细名录参见《剧毒化学品目录》。易制毒化学品是指列入《易制毒化学品的分类和品种目录》中的物质。易制爆化学品指所有被列入《易制爆危险化学品名录》中的物质。

三、危险化学品安全管理规范

为了规范管理实验室危险化学品，保障实验室人员生命财产安全，预防和减少危险化学品事故，保证实验室教学、科研工作的顺利开展，应根据国务院《危险化学品安全管理条例》《易制爆危险化学品治安管理办法》《易制毒化学品管理条例》《实验室危险化学品安全管理规范》等相关法律法规，结合实验室实际情况，制定危险化学品安全管理规范。下文将从危险化学品安全管理的组织、制度、人员培训、采购管理、储存管理、使用管理、危险废物管理、安全设备设施、应急管理九个方面简要介绍。

1. 组织

(1) 普通高等学校应建立危险化学品安全管理校级领导机构,统筹全校危险化学品的安全监督管理工作。

(2) 涉及使用危险化学品的二级院(系)(或单位)应设立相应管理机构或专职人员负责本部门危险化学品安全管理工作;各实验室应有专职或兼职人员专门负责危险化学品的日常管理工作。

2. 制度

(1) 涉及使用危险化学品的二级院(系)(或单位)制定实验室安全管理制度,主要包括以下内容。

①岗位安全责任制度和学生安全守则。

②危险化学品采购、储存、发放、领取、使用、退回和危险废物处置的管理制度。

③爆炸品、剧毒化学品、易制毒化学品和易制爆危险化学品的特殊管理制度。

④实验室安全培训及准入制度。

⑤危险化学品事故隐患排查治理和应急管理制度。

⑥个体防护装备、消防器材的配备和使用制度。

⑦气瓶、气体管路安全管理制度。

⑧其他必要的安全管理制度。

(2) 实验室应编制相应实验和设备的安全操作规程,主要包括如下内容。

①涉及危险工艺的实验操作规程。

②涉及易燃易爆物质的实验操作规程。

③涉及有毒有害物质的实验操作规程。

④气瓶、气体管路安全操作规程。

⑤其他必要的安全操作规程。

3. 人员培训

(1) 负责普通高等学校有关职能部门、二级院(系)(或单位)实验室的安全管理人员(以下统称管理人员)应具备相应的危险化学品管理专业知识和能力,接受危险化学品安全培训和考核,管理人员初次上岗培训应不少于 32 学时,初次上岗培训之后每年再培训应不少于 12 学时。

(2) 管理人员安全培训主要包括下列内容。

①国家相关法律法规及标准等。

②实验室安全管理、安全技术和职业卫生等知识。

③应急管理、应急预案编制及应急处置的内容和要求。

④国内外先进的实验室安全管理经验。

⑤实验室典型事故案例分析。

⑥其他需要培训的内容。

(3) 管理人员在本校内调整岗位或离岗一年以上重新上岗时,应接受实验室危险化学品重新上岗培训,培训应不少于 4 学时。

(4) 开展实验操作的实验人员应遵守实验室安全准入制度,进入实验室前应接受危险化学品相关的安全知识培训、考核,安全知识培训主要包括如下内容。

①实验室安全管理制度。

②有关危险化学品特性和安全操作规程。

③气瓶、气体管路等相关设备安全使用知识。

④实验室自救、互救、急救方法,疏散和现场紧急情况的处理。

⑤实验室安全设备设施、个体防护用品的使用和维护。

⑥实验室有关事故案例。

⑦其他需要培训的内容。

(5)实验室使用新设备时,应对有关管理人员及开展实验操作的人员重新进行针对性安全培训。

(6)实验室安全培训应有记录。

4. 采购管理

(1)严格执行危险化学品采购申请审批制度。使用的实验室提出申请,经主管部门和主管领导签字批准后方能进行采购,其中涉及的易制毒化学品在领导审批签字的基础上,须向辖区公安部门申请易制毒化学品购买许可证。

(2)危险化学品采购必须选择有合法资质的供方,确保其能够符合危险化学品管理的相关要求。

(3)采购的危险化学品严格按照管理制度办理入库手续,并保存采购记录。

(4)购买危险化学品时应索取符合国家标准的化学品安全技术说明书(material safety data sheet,MSDS),并妥善保管,方便使用人员获得。

(5)购买剧毒、易制毒、易制爆化学品时,及时将购买品种、数量、流向等信息报保卫处,并在公安机关备案。

5. 储存管理

(1)危险化学品储存应符合《建筑防火通用规范》(GB 55037—2022)、《危险化学品仓库储存通则》(GB 15603—2022)、《实验室危险化学品安全管理规范 第 1 部分:工业企业》(DB 11/T 1191.1—2018)、《实验室危险化学品安全管理规范 第 2 部分:普通高等学校》(DB 11/T 1191.2—2018)的规定。

(2)存放的危险化学品,应备有 MSDS 和安全标签,出入库登记本或使用登记本;易制毒、易制爆化学品应分类摆放,设立单独台账。

(3)互为禁忌的危险化学品严禁混合存放,同一柜内或同一层内不得混放性质不同,可能产生剧烈反应或其他危险的不同危险化学品,灭火方法不同的危险化学品应隔开储存。

(4)实验室内危险化学品存放应符合以下要求。

①危险化学品应存放在具有通风或吸收净化功能的储存柜内。

②将需要低温存放的易燃、易爆化学品存放在具有防爆功能的冰箱内。

③腐蚀性化学品应单独存放在具有防腐蚀功能的储存柜内,并配置防遗撒托盘。

④剧毒化学品应单独存放,实行"双人保管、双人领取、双人使用、双把锁、双本账"的"五双"制度管理。

(5)爆炸品、易制爆化学品和易制毒化学品应遵守相应的管理要求。

(6)危险化学品应标签完整,包装不应泄漏、生锈和损坏,封口应严密;应使用符合要求的容器盛放化学试剂和样品。

(7)实验室内危险化学品储存限量要求如下。

①每间实验室内(面积≤50 m²)存放的除压缩气体和液化气体外的危险化学品总量不应

超过 100 L（kg），其中易燃易爆化学品的存放总量不应超过 50 L（kg）且单一包装容器不应大于 20 L（kg）。

②实验室内每个房间存放的氧气和易燃气体各不宜超过一瓶或两天的用量。

③实验室内与仪器设备配套使用的气体钢瓶，应控制在最小需求量范围内；备用气瓶、空瓶不应放置在实验室内及走廊、大厅等公共场所。

6. 使用管理

（1）危险化学品的发放、领取与退回应符合以下要求。

①危险化学品的发放应有专人负责，并根据实际需要的数量发放，发放要有台账。

②危险化学品发放台账应包括品种、规格、发放日期、退回日期、领取单位、经手人、数量及结存数量等；发放剧毒化学品、爆炸品、易制爆、易制毒化学品时还应记录用途。

③剧毒化学品、爆炸品应按需求双人领取，若有剩余剧毒化学品、爆炸品应在当日由双人退回。

（2）危险化学品使用台账，内容应包括日期、名称、规格型号、数量、余量、领取人、使用人等信息。

（3）当危险化学品转移或分装时，转移或分装后的包装物应重新粘贴标签。

（4）危险化学品使用场所的显著位置应当张贴或悬挂岗位安全操作规程和现场应急处置方案。

（5）实验人员应熟悉危险化学品 MSDS，掌握其危险特性，使用时应遵守危险化学品的安全管理规章制度和安全操作规程，并做好个人防护，确保危险化学品的安全使用。

7. 危险废物管理

（1）实验室危险废物管理应符合《危险废物贮存污染控制标准》（GB 18597—2023）、《实验室废弃化学品收集技术规范》（GB/T 31190—2014）的规定。

（2）实验室应按《危险废物收集 贮存 运输技术规范》（HJ 2025—2012）、《实验室废弃化学品收集技术规范》（GB/T 31190—2014）的规定进行实验室危险废物收集，并按要求粘贴危险废物标签。

（3）开展实验操作的实验人员应将实验室产生的危险废物进行分类收集、整理、暂存，具体要求如下。

①应为实验室内产生的危险废物应设置专用的暂存区，存放两种及以上不相容危险废物时应分区域分开暂存；暂存区外按规定设置危险废物警示标志。

②暂存区应建设防渗漏、防流失、防扬散设施。

③暂存区内的危险废物应及时处置，存放时间最长不宜超过 30 天，如有特殊情况需单独处理的，根据实际情况安排临时处置。

④实验室管理人员应对暂存区收集容器和防溢容器密封、破损、泄漏情况用标签粘贴说明，应设置登记表填写具体情况，对储存期限等定期检查。

（4）应及时联系有处置资质的单位回收暂存的危险废物。

8. 安全设备设施

（1）使用或大量产生有毒有害气体的实验室，应安装相应的有毒有害气体测报仪和通风装置。

（2）使用或大量产生可燃气体、可燃蒸气的实验室，应设置防静电装置、相应的可燃气体报警装置和通风设备，风机应为防爆型风机。

（3）实验室内气瓶颜色应符合《气瓶颜色标志》（GB/T 7144—2016）的规定。气瓶应有效固定，防止倾倒。

（4）经常使用强酸、强碱、有化学品灼伤危险或有液体毒害危险的实验室区域应配置应急喷淋和洗眼装置，装置服务半径应不大于 15 m 且有明显的引导标志。

（5）实验室应根据《建筑灭火器配置设计规范》（GB 50140—2005）的规定，在位置明显的部位配备与实验室内易燃易爆物质、腐蚀性物质和毒害性物质等相适应的消防器材。

（6）应根据实验室存在的职业危害因素为进行实验操作的人员配备防护服、防护口罩、防护眼镜、防毒面具、防护手套等必要的个体防护用品。个体防护用品配备应符合《个体防护装备配备基本要求》（GB/T 29510—2013）的规定。

（7）实验室应在方便取用的地点设置急救箱或急救包，配备物品应包括必要的急救药品、绷带、纱布、消毒药剂等。

9. 应急管理

（1）应根据实验室的实际情况编制危险化学品事故专项应急预案。

（2）实验室发生安全事故时，立即启动应急预案，采取积极有效的应急措施，防止危害扩大蔓延，同时保护好现场，及时上报。

（3）实验室应对危险化学品专项应急预案、现场处置方案、岗位应急处置卡等内容进行宣传、培训和考核，并做好培训和考核记录。

（4）实验室每年组织实验室工作人员和学生进行至少一次危险化学品事故专项应急预案演练，并做好演练记录。

（5）危险化学品专项应急预案、现场处置方案和岗位应急处置卡相关内容应根据情况变化及时更新和完善。

四、危险化学品安全管理中存在的问题

1. 安全管理人员专业素质不高 管理人员的专业素质不高是导致危险化学品安全事故的重要因素之一，主要体现在如下两个方面：一是管理人员缺乏对实验室危险化学品扎实的知识基础，对实验室常见危险化学品的应急处理方法不熟悉，所以一旦在实验操作环节出现错误，将导致严重的安全事故；二是一些管理人员的安全意识较差，对有关的安全管理制度落实不力，导致违规和事故发生。

2. 安全管理体系不健全与监管不严 建立健全安全管理体系是实验室危险化学品安全管理的基础，而安全监管是保障实验室危险化学品安全使用的重要措施之一。当前，实验室危险化学品安全管理体系还不健全，安全管理制度的设计仍存在一定的漏洞，有关监督管理措施设计不合理、监管措施落实不到位、管理制度沦为摆设等问题，易导致危险化学品安全事故发生。

3. 事故应急预案设计不严密 制定事故应急方案是实验室危险化学品安全管理的重要内容，也是保证危险化学品事故安全处理的关键方式，能最大限度地降低事故导致的损失。当前，实验室危险化学品事故应急预案管理存在应急预案编制不完善、培训与考核落实不到位等问题，导致实验室人员对事故的应急处理能力不够，安全事件频发。

第二节　有毒化学品安全管理

一、有毒化学品定义

有毒化学品（toxic chemicals）是指进入环境后通过环境蓄积、生物累积、生物转化或化学反应等方式损害健康和环境，或通过接触对人体具有严重危害和具有潜在环境危害的化学品。

二、有毒化学品分类

1. 有毒气体　溴、氯、氟、氰氢酸、氟化氢、溴化氢、氯化氢、二氧化硫、硫化氢、光气、氨、一氧化碳等均为窒息性刺激性气体。

2. 强酸和强碱　硝酸、硫酸、盐酸、氢氧化钠、氢氧化钾等。

3. 无机化学药品　①氰化物及氰氢酸；②汞；③溴；④金属钠、钾；⑤黄磷等。

4. 有机化学药品　大多数属有毒有害物质，应用广泛的有机溶剂如苯、甲苯、二甲苯、二硫化碳、汽油、甲醇、丙酮等，苯的氨基和硝基化合物如苯胺、硝基苯等。

三、有毒化学品使用

（1）实验室内必须按规定穿必要的工作服，规范个人卫生习惯，维护实验室良好的环境卫生。

（2）实验前熟悉所用化学品的毒性、性能和防护措施，确认安全后方可使用。

（3）采取必要的防护措施，必要时选择并戴好防护眼镜、防护手套。

（4）禁止用口尝鉴定试剂和未知物。

（5）禁止用鼻子嗅气味，应以手扇少量气体。

（6）一切有可能产生毒性蒸气的工作必须在通风橱中进行，并有良好的通风设备。另外，根据实验要求决定是否需戴防毒面具或防毒口罩；使用有毒气体的钢瓶时，严禁敲击和碰撞瓶体。

（7）实验工作区内禁止饮食；禁止将食物储藏在储有化学药品的冰箱、冰柜或者储藏柜中；饮食用具不得带进实验室，以防毒物污染，离开实验室及饭前要洗净双手。

四、有毒化学品事故处置

1. 毒物进入人体的途径　实验室有毒化学品主要经呼吸道、消化道和皮肤表面3种途径进入人体，引起中毒。

2. 有毒化学药品中毒的应急处理方法

（1）经呼吸道吸入中毒时，首先要保持呼吸道畅通，并立即转移至室外，向上风向转移，解开衣领和裤带，呼吸新鲜空气并注意保暖；对休克者应施以人工呼吸，但不要用口对口法，立即送医急救。

（2）经消化道中毒者。

①催吐：适用于神志清醒合作者，禁用于吞强酸、强碱等腐蚀品及汽油、煤油等有机溶剂者。

②洗胃：救治常规药品中毒最直接和有效的方法，有催吐禁忌者慎用。某些药物中毒者

（特别是强烈腐蚀性物质中毒），严禁洗胃。

③清泻：可通过口服或胃管送入大剂量的泻药，如硫酸镁、硫酸钠等。

（3）经皮肤吸收中毒时，应迅速脱去污染的衣服、鞋袜等，用大量流动清水冲洗 15～30 min，也可用微温水，禁用热水；头面部受污染时，要注意冲洗眼睛。

（4）如遇到大量有毒气体逸入室内时，应立刻关闭气体发生装置并开窗通风，迅速停止实验，关闭火源、电源，尽快离开现场。

第三节　特殊药品管理

根据《中华人民共和国药品管理法》规定，国家对麻醉药品、精神药品、医疗用毒性药品、放射性药品，实行特殊管理。因此，我国法律规定的特殊药品简称为"麻、精、毒、放"。临床医学实验室教学、科研用特殊药品主要包括麻醉药品、精神药品及国家规定的其他实行特殊管理的药品及其制剂、标准品和对照品（具体品种以国家有关部门公布的特殊药品目录为准）。临床医学实验室教学、科研用麻醉药品、精神药品都属于国家管控的特殊药品，需要遵守《麻醉药品和精神药品管理条例》的规定，只限用于教学、科研需要，并实行严格管理，必须严格按教学实验或科研课题的范围合理使用，不得转让和借用，严禁流入非法渠道。

一、严格申购管理

特殊药品的采购必须严格执行国家有关规定，按程序申请审批，未经批准，任何单位和个人一律不得购用教研特殊药品。科学研究、教学单位需要使用麻醉药品和精神药品开展实验、教学活动者，应当经所在地省、自治区、直辖市人民政府药品监督管理部门批准，向定点批发企业或者定点生产企业购买。需要使用麻醉药品和精神药品的标准品、对照品者，应当经所在地省、自治区、直辖市人民政府药品监督管理部门批准，向国务院药品监督管理部门批准的单位购买。

二、加强储存管理

（1）必须设立专库或专柜储存麻醉药品、精神药品，应指定两名单位保管员负责专库、专柜管理，双人双锁，并安装视频监控和入侵报警装置。

（2）必须建立药品专用台账，进出按品类、批号逐笔记录，做到日清月结，账、物、批号相符。专用台账的保存期限应当自药品有效期满之日起五年及以上。

（3）麻醉药品、精神药品购买入库后，应由申购人和两名保管员同时在场核对药品品名、数量、规格、生产商、批号等，签字确认入库台账。

（4）若发生特殊药品丢失或被盗案件，案发单位必须认真查找，并立即按规定逐级向上报告相关主管部门和保卫处。

（5）每年至少两次定期检查盘点特殊药品，若发现过期、失效或破损的特殊药品，须登记造册并及时报告上级主管部门。按照规定的权限，经主管部门批准报废并监督销毁，不准擅自处理与销毁。

三、强化使用管理

（1）科研课题负责人或实验教学任课教师对药品使用全过程安全负责，包括指定药品领用人;审核领用人提出的领用申请的合理性、实验方案、实验用量;负责监督领用人对药品合理使用;负责监督实验后剩余"药品"的退库处理。

（2）麻醉药品、精神药品的领用人必须是实验室在岗教职工或在校学生,学生必须在老师指导、监督下按照安全操作规程进行实验。

（3）麻醉药品、精神药品领用人及管理人员应熟悉药品的管理及有关禁毒的法律法规。

（4）麻醉药品、精神药品使用人应填写申领表,申领药品用量应以当日单次实验用量为准,同时填写实验方案、申领量计算依据,须双人领取药品。使用人、保管员同时签名完成出库登记。

（5）领取后的药品应放入具有明显标志的专用容器内,领取后须尽快返回实验室,严禁随身携带或夹带麻醉药品、精神药品出入其他场所和单位。

（6）当日实验剩余药品须退回单位专库的专柜内存储,并做好退库台账登记。

（7）实验室在领取麻醉药品、精神药品时,须将上批次领取使用后的包装空瓶（安瓿）交回库房,并记录收回的数量。

（8）禁止将购置的麻醉药品、精神药品用于人体实验。

（9）任何单位和个人不得转让或使用麻醉药品、精神药品。

四、废弃处置

（1）实验过程中产生的废物应按单位相关管理规定安全存放,待实验室与保卫处统一安排回收处理。

（2）过期、损坏的药品须登记造册,使用单位统计报送保卫处,由实验室与保卫处向药品监督管理部门申请销毁。

第四节 实验室化学废物回收处置

一、实验室化学废物定义

实验室化学废物是指实验过程中产生的有毒有害的各类化学废液、残渣、废旧化学试剂、废旧空瓶等。实验室化学废物多是有毒有害物质,任意排放可能会危害人体健康或污染环境,因此,必须严格遵守国家相关法规,并执行实验室废物的管理制度,按要求处理实验室废物,加强有毒有害废物的综合利用和无害化处理。

二、实验化学废物处理的一般原则

实验室化学废物存在种类繁多、组成复杂、数量大、离散性强、不同的有害物质在质和量的方面存在着较大的差异等特点,实验室化学废物常用处置原则如下:分类收集、集中处理;区别对待、有效除害;尽量回收、物尽其用,力求做到处理方案经济合理、安全适用。

三、实验化学废物分类

实验室化学废物按物理形态一般分为废气、废液和废渣,简称"三废"。此外,按化学性质可以进一步分类如下。

1. 有机废液 有机溶剂、有机酸、醚类、苯类、醇类、酯类、酚类、油脂类等。

2. 无机废酸 实验中产生的各类废弃的酸性液体。

3. 无机废碱 实验中产生的各类废弃的碱性液体。

4. 含重金属废液 实验室中产生的含铬、铜、锌、镍等重金属废液。

5. 废弃空瓶 实验中产生的各种剩余试剂空瓶。

6. 固体废物 实验中产生的各种固体废渣、过期失效的固体药品、废旧固体试剂等。

7. 化学沾染废物 实验中沾有废物的低值易耗品。

四、实验化学废物收集与处理

1. 气体废物的收集与处理 所有产生废气的实验必须在通风橱中进行。当废气量较少时,一般可直接排出室外;当产生大量有害气体时,必须安装吸收处理装置,可参考工业废气处理标准,对废气进行吸附、吸收、氧化、分解等方法预处理后再排放。

2. 废液的分类收集与处理

(1)实验室废液需分类收集,一般按无机物废液、含卤有机物废液、一般有机物废液分类进行收集处置。

(2)建立危险废物管理台账,如实记载危险废物的名称、种类、产生时间、数量及流向等内容并妥善保管。

(3)污染性、有毒性的废液严禁直接倒入下水道。

(4)桶装废液须保留 1/10 的空间,将记录单粘贴在相应的桶上,尽快联系处置部门回收处置。

(5)实验室产生的剧毒废液,能利用化学反应进行解毒或降毒处理的应尽量进行无害化处理,无法进行无害化处理的按剧毒废液的相关规定,在单独的容器中进行暂存保管,并尽快与有处理资质的单位联系回收处理,不可将剧毒物质倒入普通废液桶。

3. 固体废物的分类收集与处理

(1)实验室固体废物主要指实验产生的固体废渣、装有药品或试剂的容器及包装物等。

(2)实验室的废弃试剂瓶,应按照有残液、无残液分类装箱;装有毒有害物质的试剂瓶,无论是否有残液,都不得自行用水清洗,要保持标签完好,装箱回收。

(3)其他化学品和化学固体废物按要求分装,贴上标签标明名称和成分,装箱回收。

4. 过期试剂的处理 废旧的固体和液体试剂在原试剂瓶中暂存,并注明是废弃试剂,暂存时间一般不应超过 6 个月,尽快联系有处理资质的单位回收处理。

五、注意事项

(1)处理危险废物的费用很高,不得将无毒无害的废旧试剂和废液当作危险废物处理。

(2)提倡实验室尽可能对某些有毒有害废液进行无害化处理。

(3)实验室多余的但未过期的试剂不应当作化学废液处理,提倡在实验室之间转让使用,这样既可发挥资源的作用,又可减少占用实验室空间。

(4)处理实验室废物时应对处理人、处理数量、处理方式、处理时间等相关信息进行详细记录。

六、安全措施

(1)处理实验室废物时,应配备专用的防护眼镜、手套和工作服。

（2）应在通风橱内倾倒会释放出烟和蒸气的废液，每次倾倒废物之后立刻盖紧容器。

（3）在特殊情况下于通风橱外处理废物时，操作人员必须戴上具有过滤功能的防毒面具。

（4）实验室管理人员需要制备书面的应急程序，以应对在处理、收集及存放实验室废物时发生的溢出、泄漏、火灾等紧急情况。

 思政学堂

要加强交通运输、消防、危险化学品等重点领域安全生产治理，遏制重特大事故的发生。

——2017 年 2 月，习近平主持召开国家安全工作座谈会时强调

（程 辉 彭树辉 戴 拯）

第三章
临床医学实验室
生物安全管理

扫码看课件

生物安全事关人民生命健康、社会经济稳定发展和国家利益,是国家安全的重要组成部分。生物实验室存在各种潜在危险因子,一旦操作管理不当,可能导致某些有害生物泄露甚至传播,对人类健康和生态环境等构成严重威胁。我国高度重视生物安全,2016年国家印发了《高级别生物安全实验室体系建设规划》,制定了我国高等级生物安全实验室的发展建设蓝图,并制定了一系列国家标准和行业标准与规范,进一步细化对实验室生物安全管理的法律法规。2019年新冠肺炎暴发之后,国家又于2021年4月15日,正式颁布并实施《中华人民共和国生物安全法》(下文简称《生物安全法》),初步形成了以《生物安全法》为统领的实验室生物安全法律体系,为我国依法实施国家生物安全治理提供了重要法律支撑和制度保障。

第一节 实验室生物危害等级和生物安全防护水平

实验室生物安全(laboratory biosafety)是指在病原微生物相关的实验中,为了避免病原体对工作人员、相关人员、公众的危害及对环境的污染,保证实验研究的科学性或保护被实验因子免受污染,采取包括建立科学规范的管理体系、配备必要的物理和生物防护设施和设备、实施规范的实验室操作技术和方法等综合措施。实验室生物安全的目标是制定并实施科学有效的措施,实现对人员、样品和环境的安全保护。

一、实验室生物危害等级划分

生物安全实验室,又称病原微生物实验室,国际上将生物安全实验室分为四个等级,按危害程度与防护级别由低到高分为BSL-1、BSL-2、BSL-3和BSL-4(bio-safety level,BSL),又称P1、P2、P3和P4(P代表protection level)实验室。其中,BSL-4或P4实验室的生物安全防护级别最高。

研究者应根据实验室研究对象的潜在生物危害程度,在相应防护措施要求的生物安全实验室中进行实验操作。实验室生物安全等级对应操作对象、生物危害程度和安全设施等要求见表3-1。

表 3-1 与实验室生物安全等级对应操作对象、生物危害程度和安全设施

生物安全等级	操 作 对 象	生物危害程度	安 全 设 施	实验室类型
一级	对人体、动植物或环境危害较低,不具有对健康成人、动植物致病的致病因子	低个体危害,低群体危害	开放实验台	基础实验室——基础教学、研究
二级	对人体、动植物或环境具有中等危害或具有潜在危害的致病因子,对健康成人、动物和环境不会造成严重危害;具备有效预防和治疗措施	中等个体危害,有限群体危害	开放实验台,此外需要生物安全柜用于防护可能生成的气溶胶	基础实验室——初级诊断、研究
三级	对人体、动植物或环境具有高度危害性,通过直接接触或气溶胶使人传染上严重甚至致命疾病,或对动植物和环境具有高度危害的致病因子;通常具备预防和治疗措施	高个体危害,低群体危害	二级或三级生物安全柜和(或)其他所需要的基本设备	防护实验室——特殊诊断、研究
四级	对人体、动植物或环境具有高度危害性,通过气溶胶途径传播或传播途径不明,或未知、高度危险致病因子;没有预防和治疗措施	高个体危害,高群体危害	三级生物安全柜、二级生物安全柜和具有生命支持供气系统的正压防护服	最高防护实验室——危险病原体研究

二、实验室生物安全操作规范

1. 生物安全一级实验室(BSL-1) BSL-1 实施的生物因子实验操作危害程度应符合以下规定:明确不会引起健康工作者和动物致病的细菌、真菌、病毒和寄生虫等,且对实验室工作人员和环境的潜在危害性最小,如用于生物学实验教学、基础研究的普通微生物等。

BSL-1 所实施的实验操作通常在开放工作台上进行,使用标准微生物操作。一般不需要特殊防护装置和设备,但可根据适当的风险评估确定使用。

进入 BSL-1 的实验室人员必须通过实验室安全与操作程序方面的培训,并且必须由一位受过微生物学或相关科学培训的实验室工作人员监督管理。

(1) BSL-1 实验室结构和设施基本要求。

①普通建筑物,应防止昆虫和啮齿类动物在实验室内滋生。

②实验室配备开放实验台,宜在靠近出口处设置洗手池。

③实验室门口应设置储物柜,用于生活与实验的服装应分开存放。

④实验室台面平整、易清洁、不渗水、耐腐蚀;地面应防滑。

⑤实验台面应防水、耐腐蚀、耐热;座椅应稳固,边角应圆滑,防止意外伤害。

⑥储物柜和实验台牢固,宜保持一定间隔放置,便于清洁。

⑦实验室所有可开启的窗户,均应设置防虫纱窗。

⑧实验室尽量利用天然采光,设置照明灯应避免不必要的反光和强光。

⑨若实验涉及刺激性或腐蚀性操作,应在 30 m 内设置洗眼装置,必要时应设紧急喷淋装置。

⑩有可靠的电力和应急照明,重要设备应配备备用电源。

⑪实验室出口处设置可在黑暗中明确辨认的标志。

⑫若操作有毒、刺激性、放射性挥发物质,应在风险评估的基础上,配备适当的负压通风柜。

⑬使用高毒性、放射性等物质,应配备符合国家、地方的相关规定和要求的安全设施、设备和个体防护装备。

⑭使用高压气体和可燃气体,应有符合国家、地方的相关规定和要求的安全防护措施。

⑮实验室设置相应的消毒设备。

(2) BSL-1 实验室标准操作规范。

①实验室主任是实验室安全总负责人,负责制定实验室有关规章制度。

②实验室必须执行访问制度,无关人员不得擅自进入实验室;来访人员必须经实验负责人批准后方可进入。

③进入实验室的人员必须遵守实验室的规章制度,接受实验室管理人员的监督管理。

④进入实验室的人员应穿着实验室工作服。

⑤实验室区域内严禁进食、饮水、吸烟、接触隐形眼镜、使用化妆品和储存食物。

⑥必须制定并实施尖锐器械安全管理办法。

⑦操作易爆、剧毒等危险性大的化学实验,必须经实验室负责人批准,在具备安全防范措施的条件下进行。在进行有毒、有害、刺激性物质、腐蚀性物质操作或开展易燃等化学实验时,应戴好防护手套、防爆面具、防护眼镜,且必须确保两人及以上人员在场。

⑧所有的实验操作步骤需规范,尽量减少气溶胶或飞溅物形成。

⑨制定并实施安全的废物管理办法。实验产生的废液、废渣应按照规定收集、排放或到指定地点进行处理,禁止将废弃溶剂、反应废液向下水道倾倒。

⑩所有培养基、保存物和其他系统管理的废物,在处理之前应使用经审定批准的消毒方法进行消毒(如高压蒸汽灭菌法)。

⑪操作中遵守手卫生与安全规范,并根据防护要求佩戴各种手套。一次性手套不能重复使用,不能接触洁净物件表面,以防污染。离开实验室前,必须脱手套、洗手。

⑫实验工作日结束后,执行终末消毒处理。若有任何潜在危险物溅出时,工作台表面应立即净化消毒处理。

⑬下班前,实验室管理员必须执行安全巡视制度。检查操作的仪器及整个实验室的门窗,确保不用的水、电、气路关好,清扫易燃的纸屑等杂物,消除隐患。

(3)实验室尖锐器械安全管理:实验室尖锐器械是指带有锋利边缘或者锐利尖端,能造成人体外伤的医用锐器。尖锐器械主要包括医用针头、缝合针、手术刀、手术镊、载玻片、玻璃试管、玻璃安瓿和破碎玻璃器皿等。尖锐器械安全管理相关要求如下。

①针头的安全管理和规范使用。一次性注射器针头使用前,避免将针头套管取下;使用后针头不得弯曲、剪断、折断或用手操作等,应将使用过的一次性针头和注射器安全地放置在专用利器盒中(图 3-1)。

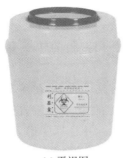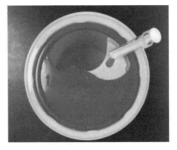

(a) 平视图 (b) 俯视图

图 3-1 实验室专用利器盒

②手术刀、手术剪等安全使用。严格按照操作规程,正确安装拆卸手术刀片,正确操作手术器械,废弃刀片应安全地放置在专用利器盒中。

③非一次性利器必须安全放置于硬壁容器中(不锈钢饭盒),方便转移到处理区域进行消毒,选择高压蒸汽灭菌法。

④玻璃器皿操作过程中不能用力过猛,不使用破裂的玻璃器皿,已破碎的玻璃器皿不可徒手处理,必须使用刷子和簸箕或钳子清理,安全地放置在专用利器盒中。

⑤具有生物污染的医用锐器属于医疗废物,在丢弃之前需进行消毒处理。

2. 生物安全二级实验室(BSL-2) BSL-2 为符合国家标准《实验室生物安全通用要求》(GB 19489—2008)所规定的生物安全二级防护水平的实验室。

加强型医学 BSL-2 实验室指在医学 BSL-2 实验室中,设置缓冲间、机械通风系统、高效过滤等措施且有明确负压或压力梯度要求的实验室。其余为普通型医学 BSL-2 实验室。

某些可能产生传染性气溶胶或飞溅物的实验必须在生物安全柜或其他物理遏制设备中进行。

临床医学生物二级实验室生物安全可参考国家卫生健康委员会发布的卫生行业标准《临床实验室生物安全指南》(WS/T 442—2024)。该指南规定了二级(涵盖一级)生物安全防护级别临床实验室的设施、设备和安全管理的基本要求。其主要内容包括临床实验室生物安全相关术语和定义、实验室生物安全风险管理、临床实验室设计原则及基本要求、临床实验室设施和设备要求临床实验室管理要求和相关附录等。

(1) BSL-2 实验室结构和设施基本要求:除符合 BSL-1 实验室结构和设施基本要求外,还必须符合以下基本要求。

①实验室设计与建造及安全保卫应符合国家和地方相关部门规定与要求。

②实验室应配备智能门禁系统,设置可视窗;遇紧急情况时门锁应能快速打开,便于逃生。

③实验室工作区域外应有存储备用物品的条件。

④建筑内应配备高压蒸汽灭菌器。

⑤应在病原微生物样本操作实验间内配备相应防护级别的生物安全柜。

(2) BSL-2 实验室标准操作规范:应符合 BSL-1 实验室操作规范的要求,还必须遵守如下要求。

①实验室人员在处理病原体方面受过安全操作规范培训,并且必须由一名精通处理感染病原体和相关程序的实验室工作人员监督。

②所有可能产生传染性气溶胶或飞溅的实验操作,都应在生物安全柜或其他物理遏制设备中进行。

③使用高浓度或大剂量的感染性样品时,必须使用密封的转子头或离心机安全杯进行离心。

④如果实验室或遏制设施中有传染性材料或受污染动物,应在所有实验室和动物室入口处张贴危险警告标牌及通用生物危害的标志(图3-2)。生物安全警告标牌上应标明所使用的病原体、实验室责任人和紧急联系人的姓名和联系电话,并且标明进入实验室的具体要求,如需免疫接种、戴防护面具或其他个人防护措施。

⑤在风险评估确定的有受感染动物的房间中,应采取眼睛、面部和呼吸保护措施。

图3-2 国际通用生物危害标志与生物安全警告标牌

3. 生物安全三级实验室(BSL-3)　符合国家标准《实验室生物安全通用要求》(GB 19489—2008)所规定的生物安全三级防护水平的实验室。

所有与传染源操作有关的步骤,都应在生物安全柜或其他物理遏制设备中进行,或由穿戴合适防护服及防护设备的实验人员进行。

(1) BSL-3实验室结构和设施要求:除符合BSL-2实验室结构和设施基本要求外,还必须符合以下基本要求。

①实验室应在建筑物中单独形成隔离区或有独立的建筑物。

②实验室必须由清洁区、半污染区和污染区组成。污染区和半污染区之间应设缓冲间,缓冲间应设置具有自动关闭并能互锁的自动门。

③污染区与半污染区之间、半污染区和清洁区之间应按要求设置传递窗。

④围护结构:实验室内所有墙面、地面和天花板应光滑、防水、耐腐蚀、易于清洗和消毒;所有缝隙应密封;围护结构外围墙体应有适当的抗震和防火能力;天花板、地板、墙间交角均为圆弧形且密封;不应有可开窗户;内设窗户应防破碎、防漏气;出入口处应采用防止节肢动物和啮齿动物的设计。

⑤送风系统:应安装独立的送排风系统以控制气流方向和压力梯度;送风口和排风口应按对面分布设置,上送下排;送排风系统应为直排式,不得采用回风系统;应安装风机和生物安全柜启动自动联锁装置。

⑥环境参数:相对室外大气压,污染区为-40 Pa,并与生物安全柜等装置内气压保持安全合理压差。

⑦其他:实验室所需压力设备不应影响室内负压梯度;实验室应设置通信系统;实验记录等资料应通过计算机等发送至实验室外;清洁区设置淋浴装置。

（2）BSL-3 实验室标准操作规范：应符合 BSL-2 操作规范的要求，还必须遵守以下要求。

①实验人员应在处理致病性和可能致死病原体方面受过专业训练，并必须由对该病原体工作有经验的、有资格的实验室工作人员监督。

②实验室负责人制定实验室专用安全手册，紧急情况下的标准安全对策、标准操作程序和规章制度等，要告知实验人员特殊风险，实验人员要仔细阅读，并在操作和程序中遵照执行。

③实验室负责人对进入实验室人员进行控制，限制项目无关人员及辅助人员进入，且对每种情况评估后决定谁能进入实验室工作负有最终责任。

④严格遵照使用 BSL-3 中推荐的标准，操作微生物、特殊和安全设备。

⑤对废液、废气及其他固体废物依照国家相关法律法规进行标准化规范处置。

4. 生物安全四级实验室、医学生物安全四级实验室（BSL-4）　BSL-4 实验室是生物安全防护等级和安全要求等级最高的实验室，应由国家严格批准后方可建立。鉴于目前国内已建成的 BSL-4 数量非常有限，故本章对 BSL-4 相关内容不进行介绍。

第二节　实验室生物安全防护设备

实验室生物安全防护是基于屏障、过滤和消毒原理等构建有效防护措施，主要由一级防护和二级防护屏障共同构成。一级防护屏障是在操作人员和操作对象之间设置一个物理隔离屏障，以消除或减少感染性材料的暴露，一级防护屏障主要包括超净工作台、生物安全柜、灭菌器、防护服、手套、眼罩等；二级防护屏障是通过实验室的建筑、空调净化和电气控制系统来实现生物安全实验室与外部环境的隔离。

一、超净工作台

超净工作台是在操作台上的空间内，形成局部洁净无菌状态的空气净化设备，是一种正压柜。气流从顶部或底部经过过滤器后，从操作区正面流向工作台面，被样品污染的气流排出柜外，没有循环气流（图 3-3）。超净工作台只保护工作区的样品免受外来污染，适用于普通实验室或一级生物安全水平中对人员和环境无保护要求，仅需要局部洁净无菌的操作。

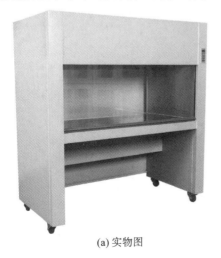

(a) 实物图　　　　　　　　(b) 工作气流示意图

图 3-3　超净工作台

二、生物安全柜

生物安全柜是将柜内空气向外抽吸,使柜内保持负压状态,外界空气经过高效空气过滤器(high efficiency particulate air filter,HEPA)过滤后进入生物安全柜内,防止样品被污染,而垂直向下的流动气流用于保护工作人员(图 3-4)。生物安全柜是一级防护屏障中最基本的安全防护设备,主要分为Ⅰ级、Ⅱ级和Ⅲ级,可提供不同级别的保护,防止危险或传染污染。对于所有类别的生物安全柜,空气均需要经过 HEPA 过滤后再排放到大气中,以保护大气环境。HEPA 标准的过滤网使空气可以通过,但细小的微粒却无法通过,对于 $0.1~\mu m$ 和 $0.3~\mu m$ 微粒的过滤效率达到 99.998%。

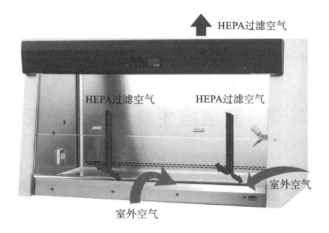

图 3-4 生物安全柜工作气流简易示意图

Ⅰ级生物安全柜旨在保护实验人员和环境,但不能保护样品免受污染,目前国内已很少使用。

Ⅱ级生物安全柜既能保护实验样品,同时还能保护实验室人员和周围环境。因此,它是目前国内市场上应用较为广泛的生物安全柜。

Ⅲ级生物安全柜为完全密封式生物安全柜,通过特制手套与柜子内部相连进行操作,又称手套箱(glove box)(图 3-5),能够为实验人员、实验样品、周围环境等提供保护。

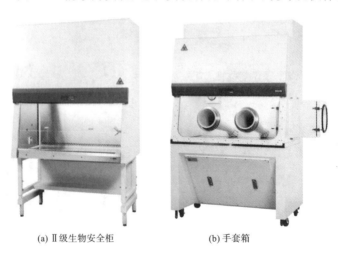

(a) Ⅱ级生物安全柜　　　　　(b) 手套箱

图 3-5 生物安全柜

三、灭菌器

灭菌器是用于实验室的常规灭菌设备。《病原微生物实验室生物安全通用准则》(WS 233—2017)对实验室生物安全有关灭菌器提出明确要求:BSL-1 和 BSL-2 实验室用普通灭菌器;BSL-3 级实验室应在防护区内配备生物安全型的双扉(双开门)压力蒸汽灭菌器。

1. 按灭菌方法分类

(1)高压蒸汽灭菌器:利用高温、高压的水蒸气对液体或器具进行灭菌,灭菌温度范围 105~140 ℃。由于蒸汽热穿透性强、潜热大,因此高压蒸汽灭菌具有灭菌效率高、耗时短,且灭菌过程中不产生任何物理化学污染,对细菌、真菌等微生物,以及芽孢、孢子等都有显著的杀灭效果,是广泛应用的物理灭菌法。灭菌物必须耐高温、高压,以及不怕潮湿。

(2)干热灭菌器:利用高温灼烧或烘烤等方法杀灭微生物,灭菌温度范围 160~190 ℃,当用于除热原时,灭菌温度范围一般为 170~400 ℃,但灭菌物必须耐高温。

(3)低温等离子灭菌器:在低温和真空状态下,利用高频电场作用,在灭菌器舱内形成等离子场,或注入灭菌活性的化学物质,以破坏微生物的生命物质结构达到灭菌效果(如过氧化氢等离子灭菌器),灭菌温度范围 4~80 ℃,灭菌时间短,且对金属表面作用温和,具有使器械损伤小的特点。

(4)环氧乙烷灭菌器:通过加入环氧乙烷气体,利用环氧乙烷分解产生的化学能破坏微生物结构达到灭菌效果,适用于各种不耐热、不耐湿等器械及材料的灭菌。

(5)紫外灭菌器:通过产生紫外线来达到灭菌的效果。由于紫外线穿透能力不大,仅适用于无菌室、接种箱及物体表面的灭菌。

2. 按体积及形状分类

(1)卡式灭菌器:体积最小,易于安置,可放在实验台面上;灭菌腔容量小,不到 1 L,可以快速灭菌。

(2)台式灭菌器:灭菌腔一般为桶状,在 30 L 以下,可放置于实验台面。

(3)立式灭菌器:灭菌器置于地上立式放置,顶开门(从灭菌器的顶部取放被灭菌物),灭菌腔一般为桶状,容量为 30~110 L。

(4)卧式灭菌器:灭菌器立于地上,侧开门(从灭菌器的侧部取放被灭菌物),灭菌腔正常为柜形,少量有桶状,容积一般在 110 L 以上。按开门的方式可分为顶开门、侧开门、双开门(从灭菌器的一端装进被灭菌物品,物品灭菌完从另一侧取出)。

四、隔离系统

隔离系统为实验操作隔离系统,多为负压设计,使操作者、外界环境和操作对象完全隔离,避免了操作者、操作环境和操作对象之间的互相干扰和污染。隔离系统可应用于较高环境要求(如 BSL-3),和需要无菌、无尘、厌氧或特殊气氛的各项实验和操作,也可应用于对人体或环境有毒、有危险性的各项操作。隔离技术一般采用密闭的装置,如隔离器(isolator)、限制进入隔离系统(restricted access barrier system,RABS)及手套箱等。

第三节　生物安全实验室的消毒与灭菌

生物安全实验室是进行生物危险因子操作的重要工作场所。建立完善的生物安全实验室管理制度与有效的防护措施,防止有害生物因子造成实验室人员暴露或向实验室外传播引起公共卫生事件的爆发,是生物安全实验室管理的基本要求。为了保障实验室生物安全,除了采取有效的安全防护措施外,采取安全、有效的消毒灭菌措施至关重要。实验室应根据操作的病原微生物种类、污染的对象和污染程度等选择适宜的消毒和灭菌方法,以确保消毒效果。

一、消毒灭菌方法

1. 消毒(disinfection) 指杀灭外界的病原微生物,但不一定能杀死细菌芽孢或非病原微生物的措施。

2. 灭菌(sterilization) 指利用强烈的理化因素杀灭物体内外部的所有微生物,包括致病和非致病微生物及芽孢的措施。

生物安全实验室常用物理和化学消毒灭菌方法。其中物理消毒法主要包括热力灭菌法、射线灭菌法和过滤除菌法等。

(1) 干热灭菌法:包括干热空气灭菌和焚烧灭菌,是在干燥环境下利用高温杀灭微生物及其芽孢的技术。此法主要用于不耐湿热蒸汽的物品,如不耐湿的化学物品、动物尸体或废弃的污染物品等。干热空气存在热穿透性较差的特点,且微生物耐热性较高,因此干热空气灭菌需要较高温度并维持较长灭菌时间(160～180 ℃,2～4 h)以达到彻底灭菌效果,最适用于玻璃器皿的灭菌。焚烧法是一种彻底的灭菌方法,在安全可控的焚烧炉进行,仅适用于废弃污染物品或动物尸体等。

(2) 湿热灭菌法:主要通过高压蒸汽灭菌器进行灭菌,常采用 121 ℃,灭菌 20～30 min。由于水蒸气潜热大、穿透力强,高压蒸汽灭菌效果彻底,可杀灭所有微生物及芽孢,广泛应用于耐高温、耐高湿物品的灭菌。

(3) 射线灭菌法:主要包括紫外线灭菌和电离辐射灭菌。辐射灭菌一般采用同位素产生的 γ 射线杀灭微生物和芽孢,具有穿透力强、灭菌效率高、适用于热敏材料和试剂灭菌等特点。紫外线穿透力弱,只适合于物体表面的灭菌,可用于对实验室空气和实验台面、桌子、椅子、器皿等进行表面消毒,灭菌时间为 30 min。

(4) 过滤除菌法:利用过滤原理,在液体或气体通过有微孔的滤膜时,使大于滤膜孔径的细菌等微生物颗粒阻留,从而达到除菌的方法。对于遇热易发生分解、变性而失效的试剂、酶液、血清、培养基等,通常采用过滤除菌法。

过滤除菌法可分为正压过滤法和负压过滤法,常用正压过滤器有微孔滤膜金属滤器或塑料滤器;负压过滤器有玻璃细菌滤器、滤球过滤器。过滤器中使用的滤膜孔径一般应在0.22～0.45 μm 范围内或更小。当溶液通过滤膜后,过滤器中的滤膜通过隔离和吸附作用,阻止小于滤膜孔径的细菌和孢子通过,达到除菌效果。

(5) 化学灭菌法:化学灭菌法种类较多。高效消毒剂,包括过氧化物类(如过氧化氢、过氧乙酸等)、含氯消毒剂(如次氯酸钠、含氯清洗剂等)、醛类消毒剂(如甲醛、戊二醛等),可以应用于细菌、芽孢、孢子、经血液传播病原体等微生物污染的消毒,这些符合 BSL-3 实验室的高水平灭菌标准。中效消毒剂主要有含碘消毒剂(如碘伏)和醇类(如异丙醇)。低效消毒剂有季铵盐类、氯己定和高锰酸钾等。

应根据物品性质选择合适的化学消毒剂。金属器械类,应选择无腐蚀性的消毒剂;对于光滑物体表面,可选择液体消毒剂擦拭;对于空间大、洁净区内的物体表面或多孔材料表面则应采用喷雾消毒法。

二、不同种类物品及培养物的消毒灭菌方法

1. 无菌操作室灭菌 空气中的细菌和真菌孢子是无菌操作室污染的主要来源。对于长期停用后的无菌操作室应实施高锰酸钾和甲醛熏蒸灭菌。具体操作步骤如下。

(1) 关闭操作室门窗,进行预湿处理增强灭菌效果。

(2) 按 40% 甲醛 10 mL/m³、高锰酸钾 5 g/m³ 量取。

(3) 将温水倒入玻璃或陶瓷容器内,加入高锰酸钾,搅拌均匀,再加入 40% 甲醛溶液,出现明显蒸发现象。

(4) 迅速撤离,密闭灭菌 30 min 后,充分通风换气。经常使用的无菌操作室,在每次使用前都应进行地面卫生清洁,并用紫外灯照射 30 min,进行空气灭菌。对超净工作台,每次操作前用紫外灯照射 30 min,然后用 70%~75% 酒精擦拭。

2. 培养液灭菌 培养液在制备过程中混入各种杂菌,制备完成后建议立即灭菌,或至少在 24 h 内完成灭菌工序,灭菌后的培养液分装无菌储存。培养物操作液和培养液中的细菌通常采用过滤除菌法,也可以对培养液中耐热组分单独高压蒸汽灭菌后,在无菌室加入经过滤除菌的不耐热溶液,混匀后分装备用。

3. 玻璃器皿、塑料器皿和器械灭菌 玻璃器皿常采用干热灭菌法或高压蒸汽灭菌法。使用蒸汽灭菌时,应及时烘干玻璃器皿表面的水分。对不耐高温高压的塑料器皿可用 75% 酒精浸泡 24 h,使用前在无菌操作台面上晾干,并用紫外线重复杀菌。此外,还可使用环氧乙烷灭菌袋对塑料器皿进行消毒,消毒后的器皿要充分散气 2~4 h 后才可使用。无菌操作所用的各种器械,一般采用干热或高压蒸汽灭菌,或采用类似塑料器皿的灭菌法,先在 75% 酒精中浸泡,再于无菌操作台上晾干,同时使用紫外线照射重复灭菌;操作器械在使用期间可多次进行酒精灯火焰灼烧灭菌。

4. 实验材料的消毒灭菌 取自动物或人体的实验材料,携带着微生物及杂质,接种前须进行表面消毒灭菌,对内部已受微生物污染的材料应予以淘汰。从动物机体采集的某些组织块,须用消毒剂进行浸泡处理,进行表面消毒。常用消毒剂有过氧化氢(10%~12%,浸泡 5~15 min)、过氧乙酸(0.05%,浸泡 0.5~1 min)、酒精(70%~75%,浸泡 2 min)。

5. 实验室污染的随时消毒

(1) 实验操作过程中一旦发生微生物污染实验台面或地面,应立即停止实验,进行消毒处理。首先用含有消毒剂、吸水性好的多层纱布(或抹布)覆盖暴露表面,且覆盖面积超过暴露面积的 25%,根据目标微生物选择喷洒 5000 mg/L 含氯消毒剂或过氧乙酸溶液,消毒 30~60 min,再用抹布或拖把擦拭干净,使用后的抹布或拖把浸泡于上述消毒液内 1 h 或经高压蒸汽灭菌。

(2) 装有含微生物液体的离心管在离心机运行中,或离心结束后,疑似或发生破裂,应停止离心,关闭离心机盖密闭静置 30 min,并关闭机器电源。破碎离心管、玻璃碎片、十字轴和转子应浸泡于 75% 酒精中消毒 24 h 后,进行高压蒸汽灭菌。使用 75% 酒精将离心机内腔反复擦拭两次以上,再用水擦洗干净并干燥。清理时所有材料按感染性废物处置。

6. 实验室废物的消毒 参考相关要求,BSL-2 实验室操作中产生的感染性废物应经过高压蒸汽灭菌或化学消毒处理后方可运离防护区,然后按感染性废物收集处理。

第四节 病原微生物菌(毒)种和样本的管理

病原微生物菌(毒)种是指可培养的、人间传染的真菌、放线菌、细菌、立克次体、螺旋体、支原体、衣原体、病毒等具有保存价值的,并经过菌(毒)种保藏机构鉴定、分类并给予固定编号的微生物。病原微生物样本是指医疗卫生、科研和教学等专业机构在从事疾病预防、传染病监测、临床检验、科学研究及生产生物制品等活动所采集的含有病原微生物的人和动物血液、体液、组织、排泄物、培养物等,以及食物和环境样本。

2004 年 11 月 12 日,国务院颁布了《病原微生物实验室生物安全管理条例》,先后于 2016 年和 2018 年进行了两次修订,该条例主要用于加强和规范病原微生物实验室生物安全管理,保护实验室工作人员和公众的健康。我国于 2006 年制定实施了第一部涉及人间传染的病原微生物目录——《人间传染的病原微生物名录》(下文简称《名录》),用于规范和指导我国病原微生物的科学研究、教学、临床标本检测及监测等行为。为了进一步强化与人体健康有关的病原微生物实验室生物安全管理,确保我国实验室生物安全,根据病原微生物安全的最新研究进展,国家卫生健康委员会于 2023 年对《名录》进行修订,并更名为《人间传染的病原微生物目录》(下文简称《目录》)。

一、实验室菌(毒)种管理要求

为了有效保护微生物资源,防止在传染病防治、生物制品生产和相关科研活动中造成菌(毒)种的泄露或遗失,以及引发实验室感染或由其引起的相关疾病的传播,病原微生物实验室应当符合生物安全国家标准和要求。实验室的各级工作人员,在从事病原微生物实验活动中,严格遵守有关国家标准和实验室技术规范、操作规程,采取安全防范措施。实验室进行高致病性病原微生物实验活动时,应符合国务院颁布的相关规定,经当地卫生厅相应管理机构批准后报医院生物安全管理委员会备案。

二、病原微生物菌(毒)种的分类管理

1. 传染病分类 《中华人民共和国传染病防治法》将传染病分为甲类、乙类和丙类(表3-2)。

表 3-2 三类传染病名录

传染病种类	传染病名称
甲类	鼠疫、霍乱
乙类	新型冠状病毒肺炎、传染性非典型肺炎、艾滋病、病毒性肝炎、脊髓灰质炎、人感染高致病性禽流感、麻疹、流行性出血热、狂犬病、流行性乙型脑炎、登革热、炭疽、细菌性和阿米巴性痢疾、肺结核、伤寒和副伤寒、流行性脑脊髓膜炎、百日咳、白喉、新生儿破伤风、猩红热、布鲁氏菌病、淋病、梅毒、钩端螺旋体病、血吸虫病、疟疾、甲型 H1N1 流感(原称人感染猪流感)

续表

传染病种类	传染病名称
丙类	丝虫病、刺球蚴病、麻风病、流行性感冒、流行性腮腺炎、流行性和地方性斑疹伤寒、风疹、急性出血性结膜炎、手足口病、黑热病及除霍乱、细菌性和阿米巴痢疾、伤寒和副伤寒以外的感染性腹泻病传染病等

注:我国乙类传染病按甲类传染病管理的有3种,①传染性非典型肺炎;②人感染高致病性禽流感;③肺炭疽。

2. 病原微生物分类 根据相关规定,按病原微生物的传染性、感染后对个体或者群体的危害程度,病原微生物分为四类。其中,第一类、第二类病原微生物统称为高致病性病原微生物。

(1)第一类病原微生物:指能够引起人类或者动物非常严重疾病的微生物,以及我国尚未发现或者已经宣布消灭的微生物,如天花病毒、埃博拉病毒、猴痘病毒等。

(2)第二类病原微生物:指能够引起人类或者动物严重疾病,比较容易直接或者间接在人与人、动物与人、动物与动物间传播的微生物,如 SARS 病毒、乙型脑炎病毒、脊髓灰质炎病毒、炭疽芽孢杆菌、结核分枝杆菌等。

(3)第三类病原微生物:指能够引起人类或者动物疾病,但一般情况下对人、动物或者环境不构成严重危害,传播风险有限,实验室感染后很少引起严重疾病,且具备有效治疗和预防措施的微生物,如肠道病毒、麻疹病毒、登革病毒、乙型肝炎病毒、肺炎支原体、肉毒梭菌、脑膜炎奈瑟菌等。

(4)第四类病原微生物:指在通常情况下不会引起人类或者动物疾病的微生物,如小鼠白血病病毒等。

3. 《目录》解读 2006 年制定的《名录》是我国第一部涉及人间传染的病原微生物目录,为我国病原微生物的科学研究、教学、临床标本检测以及监测等行为的规范和指导发挥了关键作用。但随着国际国内病原微生物和实验室生物安全研究的不断发展,如对现有病原微生物认识不断更新、不断出现新的病原微生物,《名录》已无法满足当前实验室生物安全管理的需要。在此背景下,国家卫生健康委员会组织相关专家,以《名录》为基础,参考借鉴国际国内相关规定和研究成果,科学评判病原微生物的传染性、感染后对个体或者群体的危害程度,以及我国在传染病预防、治疗方面的能力及发展,并充分考虑病原微生物研究、教学、检测、诊断等工作实际需求,制定并颁布了《目录》。

《目录》整体架构与《名录》保持一致,由病毒、细菌类、真菌三部分组成,主要内容为病原微生物名称、分类学地位、危害程度分类、不同实验活动所需实验室等级、运输包装分类及备注等。与《名录》相比,《目录》主要有如下变化。

(1)病原微生物分类与国际接轨:为了与世界卫生组织分类一致,将病原微生物分类按危害程度由高到低分为第四类、第三类、第二类、第一类。

(2)不同病原微生物纳入的种类数量更新:《名录》中病毒为 160 种,附录 6 种,细菌类病原微生物为 155 种,真菌类病原微生物为 59 种。修订后的《目录》中病毒为 160 种、附录 7 种,细菌类病原微生物改为 190 种,真菌类病原微生物为 151 种。

三、病原微生物菌(毒)种管理程序

（1）应根据病原微生物的传染性、感染后对人和动物的个体或者群体的危害程度，实行菌(毒)种分类管理。

（2）实验室保存菌种主要为标准菌种和来自临床标本的菌种。

（3）实验室必须正确保管使用菌种，确保实验室生物安全。

①菌种管理员负责菌种的验收和保管。

②菌(毒)种使用人员负责菌(毒)种使用过程的生物安全及销毁等工作。

（4）所有保存的高致病性病原微生物菌(毒)种应指定2名专业人员进行统一编号、登记，详细填写"菌(毒)种登记表"及阳性标本相关资料，包括菌名、编号、保存时间、保存地点、记录人等，个人不得擅自保留菌(毒)种。

（5）菌(毒)种库应按双人双锁管理，未经实验室负责人同意，不得擅自将钥匙委托他人代管。

（6）严禁将菌(毒)种置于非菌(毒)种专用保存场所，应做到专室、专柜和专锁管理。

（7）根据对病原微生物的生物安全防护水平，对病原微生物实验室实行分等级管理。从事病原微生物实验活动应当在相应等级的实验室进行。

（8）每次使用菌(毒)种都应做好使用记录，包括菌名、编号、用途、使用人、使用时间等。

（9）所有菌(毒)种在废弃时应经高压蒸汽灭菌(121 ℃,30 min)后，按一般感染性医疗废物处理，并记录。

四、实验室样本的生物安全管理

1. 实验室生物样本的范围 指生物体的生物大分子、细胞、组织和器官等样本，包括人体器官、组织、全血、血浆、血清、生物体液或经处理过的生物样本(如 DNA、RNA、蛋白等)，以及其携带的致病性菌毒株和相关信息也属于样本资源，应与实体样本一同进行统一管理，确保安全、无泄漏。

2. 样本的采集、转运与接收

（1）根据样本类型和使用目的的不同，严格按照相应的标准操作规程筛选和收集样本，确保人员防护安全。

（2）根据样本类型，选择相应的样本容器。普通样本采用双层包装，使用具有螺旋盖、密闭的离心管作为主容器储存样本，再将样本放置于防水、防泄漏的样品袋，进行密封。疑似高致病性样本采用三层包装，将密封于样品袋中的主容器竖立放置于专用的 A 类转运箱，应符合 UN2814(联合国危险货物编号，指影响人类的传染性物质)要求。所有样本包装均应在使用前确保无菌、无污染。样本包装主容器外注明样本相关信息，最外层包装上应有生物安全警示标志。

（3）接收和处理样本的人员应知晓样本的潜在危害，并受过感染性样本操作生物安全培训。标本的内层容器应在生物安全柜内操作，并提前配好消毒剂，尤其是在处理容器有破损或泄漏的样本时，必须采取安全的防护措施。

3. 样本的保存 实验室生物样本应按样本储存需求和目的，选择相应的储存条件。设置样本保存专区，专柜单独存放，实行专人管理，对疑似高致病性样本应双人双锁管理。不符合保存要求的样本，一律按有关要求销毁或移交其他符合条件的机构保存。样本保存环境、设施和存取制度应符合相关管理规范，并配备相应的防护措施，严防样本被盗、被抢、遗失、泄露或

恶意使用。

4. 样本的处理 检测后的样本应按医疗废物处理(详见本章第五节),规范使用双层黄色医疗废物收集袋封装。废物处置之前,存放于实验室内指定的安全区域。实验室内的感染性垃圾应及时进行高压蒸汽灭菌处理,禁止堆积存放。

第五节　医疗废物分类及管理

医疗废物是指医疗卫生机构在医疗、预防、保健以及其他相关活动中产生的具有直接或者间接感染性、毒性以及其他危害性的废物。对医疗卫生机构废物的处理必须符合《医疗废物管理条例》《医疗卫生机构医疗废物管理办法》等国家有关医疗废物管理的法律法规的规定。临床医学实验室医疗废物存在种类繁多、形态复杂、人员复杂和管理难度大等特点。因此,临床医学实验室医疗废物管理应结合环境实践要求,制定合理、规范、科学的医疗废物分类管理办法,和意外事件发生时的紧急处理措施,有效防控实验室医疗废物对人体健康和环境的危害,确保医疗废物的安全管理。

一、医疗废物的管理与处理原则

临床实验室应遵循以下原则对医疗废物进行规范管理和处置。

(1)实验室废物应根据《医疗废物分类目录》实施分类管理。

(2)采取有效措施最大限量地减少废物的产生。

(3)最大限度降低操作、收集、运输、处理及处置废物过程中的危害。

(4)最大限度减少废物对环境的危害。

(5)必须按相关法规要求的技术和方法处理和处置危险废物。

(6)排放应符合国家或地方的规定和标准的要求。

二、医疗废物的分类与收集

根据世界卫生组织(WHO)规定,医疗废物分为五类,分别为感染性废物、损伤性废物、药物性废物、化学性废物、病理性废物。实验室医疗废物应按照要求进行分类收集、处理(表3-3),并遵守如下要求。

(1)实验室医疗废物应进行分类收集,不能混合收集,放置于专用包装容器,并有明显的警示标志和警示说明。

(2)在盛装医疗废物前,认真检查医疗废物包装物或者容器有无破损、渗漏和其他缺陷。

(3)盛装的医疗废物达到包装物或者容器的 3/4 时,应当对包装物或者容器进行规范封口,确保封口紧实、严密。

(4)不得取出已放入包装物或者容器内的感染性废物、损伤性废物、病理性废物。

(5)应对盛装医疗废物的每个包装物、容器外表面粘贴警示标志和中文标签。中文标签的内容包括医疗废物产生单位、类别、日期及需要的特别说明等。

(6)指定专人负责医疗废物的分类收集、登记、交接工作。

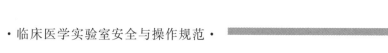

表 3-3 废物的分类与收集

类别	特 征	常见组分或废物名称	收 集 方 式
感染性废物	携带病原微生物,具有引发感染性疾病传播危险的医疗废物	1.被患者血液、体液、排泄物等污染的除锐器以外的废物; 2.使用后废弃的一次性使用医疗器械,如注射器、输液器、透析器等; 3.病原微生物实验室废弃的病原体培养基、标本,菌种和毒种保存液及其容器;其他实验室及科室废弃的血液、血清、分泌物等标本和容器; 4.隔离传染病患者或者疑似传染病患者产生的废物	1.收集于符合《医疗废物专用包装袋、容器和警示标志标准》(HJ 421—2008,下文简称《标准》)的医疗废物包装袋中; 2.病原微生物实验室废弃的病原体培养基、标本,菌种和毒种保存液及其容器,应在产生地点进行高压蒸汽灭菌或者使用其他方式消毒,然后按感染性废物收集处理; 3.隔离传染病患者或者疑似传染病患者产生的医疗废物应当使用双层医疗废物包装袋盛装
损伤性废物	能够刺伤或者割伤人体的废弃的医用锐器	1.废弃的金属类锐器,如针头、缝合针、针灸针、探针、穿刺针、解剖刀、手术刀、手术锯、备皮刀、钢钉和导丝等; 2.废弃的玻璃类锐器,如盖玻片、载玻片、玻璃安瓿等; 3.废弃的其他材质类锐器	1.收集于符合《标准》的专用利器盒中; 2.利器盒达到 3/4 满时,应当封闭严密,按流程储存、运送
病理性废物	诊疗过程中产生的人体废物和医学实验动物尸体等	1.手术及其他医学服务过程中产生的废弃的人体组织、器官; 2.病理切片后废弃的人体组织、病理蜡块; 3.废弃的医学实验动物的组织和尸体; 4.16 周胎龄以下或重量不足 500 g 的胚胎组织等; 5.确诊、疑似传染病或携带传染病病原体的产妇胎盘	1.收集于符合《标准》的医疗废物包装袋中; 2.确诊、疑似传染病产妇或携带传染病病原体的产妇胎盘应使用双层医疗废物包装袋盛装; 3.可进行防腐或者低温保存
药物性废物	过期、淘汰、变质或者被污染的废弃药物	1.废弃的一般性药物; 2.废弃的细胞毒性药物和遗传毒性药物; 3.废弃的疫苗及血液制品	1.少量的药物性废物可以并入感染性废物中,但应在标签中注明; 2.批量废弃的药物性废物,收集后应交由具备相应资质的医疗废物处置单位或者危险废物处置单位等进行处置

续表

类别	特 征	常见组分或废物名称	收 集 方 式
化学性废物	具有毒性、腐蚀性、易燃性、反应性的废弃的化学物品	列入《国家危险废物名录》中的废弃危险化学品,如甲醛、二甲苯等;非特定行业来源的危险废物,如含汞血压计、含汞体温计,废弃的牙科汞合金材料及其残余物等	1.收集于容器中,粘贴标签并注明主要成分; 2.收集后应交由具备相应资质的医疗废物处置单位或者危险废物处置单位等进行处置

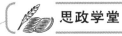 思政学堂

  生物安全关乎人民生命健康,关乎国家长治久安,关乎中华民族永续发展,是国家总体安全的重要组成部分,也是影响乃至重塑世界格局的重要力量。

——2021年9月,习近平总书记在主持中共中央政治局第三十三次集体学习时强调

(王 琳 黄 雷 张红艳)

第四章
临床医学实验室
辐射安全

扫码看课件

第一节　辐射安全与防护

随着科技和经济的不断发展,放射源已经越来越广泛地应用于临床医学的诊疗以及科学研究中。在临床医学实验室中,与其他实验相比,涉及放射源的实验研究具有一定的风险和独特性。实验室辐射安全关系到每一位师生的生命安全与健康,实验室辐射的安全管理是放射性实验室安全管理的重要内容。随着实验室开放程度的不断推进,以及核科学在相关教学和科研中不断拓展应用,如何保证实验室放射源的安全运行,是如今实验室管理人员必须面对的挑战。

一、辐射简介

1. 辐射的概念

(1)辐射(radiation):由发射源发出的电磁能量中一部分脱离场源的能量以电磁波或粒子的形式向外传播的现象。

(2)放射性活度(radiation activity):放射性源每秒衰变的原子核数。国际单位制为贝可(becquerel,Bq)。Bq 和旧的放射性活度单位居里(Curie,Ci)的关系:$1\ Ci = 3.7 \times 10^{10}\ Bq$,$1\ Bq = 2.073 \times 10^{-11}\ Ci$。

(3)吸收剂量(absorbance dose):受辐射物质在特定体积内,单位质量的物质吸收的辐射能量。其国际单位是焦耳每千克(J/kg),法定单位是戈瑞(gray,Gy),$1\ Gy = 1\ J/kg$。

(4)有效剂量(effective dose):指在全身受到非均匀性照射的情况下,受照组织或器官的当量剂量与相应的组织权重因子乘积的总和。其国际单位是焦耳每千克(J/kg),专用名称是希沃特(sievert, Sv),$1\ Sv = 1\ J/kg$。

2. 辐射的种类　一般依据辐射能量的高低及电离物质的能力,将其分为电离辐射(ionizing radiation)或非电离辐射(non-ionizing radiation)两类。

(1)非电离辐射:能量低而无法电离物质的辐射,包括光(可见光、不可见光)、无线电波等(激光属于非电离辐射,单光子能量低,但光子数多)。

（2）电离辐射：又称放射性辐射，由具有放射性的物质发出。放射性射线能量高，能使被辐射的物质产生电离，电离辐射包括直接致电离辐射，如 α、β 粒子等，及间接致电离辐射，如中子、γ 辐射、X 射线等（表 4-1）。辐射防护领域讨论的辐射都是电离辐射。

表 4-1 电离辐射的分类

分 类	特 征
α 射线	氦的高能原子核，电离作用大，对组织破坏能力较大，但贯穿能力弱，在空气中的射程只有几厘米，只要一张纸或健康的皮肤就能挡住。但进入人体组织和器官时，其能量将全部被组织和器官所吸收
β 射线	高速运动的电子流，贯穿能力弱，但较 α 射线强，电离作用弱。一些 β 射线能穿透皮肤，引起放射性伤害，一旦进入体内，引起的危害更大
γ 射线	原子核能级跃迁退激时释放出的射线（光子），波长很短（0.0001～0.001 nm），有很强的贯穿能力，对细胞有杀伤力，医疗上用来治疗肿瘤
X 射线	波长介于紫外线和 γ 射线间的电磁辐射。波长为 0.01～10 nm，贯穿能力不及 γ 射线
中子	一种高线性能量转移的射线，贯穿能力强，小剂量、短时间内便可造成机体组织结构的损伤甚至生理功能的缺失

二、电离辐射对人体健康的影响

1. 电离辐射方式　根据辐射源与被辐射者的空间分布，作用于人体的电离辐射方式分为外照射、内照射、体表放射性核素污染等。

（1）外照射（external exposure）：放射源或射线在体外对生物体造成的辐射。外照射时辐射源位于人体外部，当人体远离辐射源或采取足够的屏蔽防护措施后，则不再受到照射。强贯穿电离辐射会对人体产生外照射，例如 X 射线、γ 射线、中子等。弱贯穿电离辐射主要是对人体皮肤、浅表组织或器官造成外照射，若防护不当，会造成皮肤烧伤；而有些弱贯穿电离辐射，如 α 射线，则因其射程很短以及人体皮肤角质层的阻挡，通常不会造成外照射。对外照射可以采取时间防护、距离防护、屏蔽防护三种基本防护措施。

（2）内照射（internal exposure）：进入生物体内的放射性核素导致的照射。通常来说，γ 射线因贯穿能力强，内照射与外照射的危害差别不大，但 α 射线和 β 射线因贯穿能力弱，内照射将大于外照射。一旦放射性核素进入人体内，对人体照射时间的长短取决于该核素在人体内的转移、排出和物理衰变性质，有的放射性核素甚至导致人体终身受照。放射性核素进入人体内的途径主要有吸入、食入、通过皮肤渗入和通过伤口侵入。进入人体的放射性核素会通过血液转移到人体的各个组织器官，从而对滞留的器官或组织以及周围器官或组织造成持续的照射；不同的放射性核素具有不同的转移和滞留特性，同时放射性核素也会通过粪便、尿液等途径不断排出体外。避免或减少放射性核素的摄入是防护内照射的最佳方法。在必须接受内照射情况下，可以采取包容、隔离、净化、稀释的防护措施；同时在操作非密封放射性物质时，根据工作需要穿戴防护衣具，如防护服、手套、鞋罩、防护眼镜等，以及特殊的过滤式呼吸保护器、气衣等，可以有效地防止身体表面的污染，减少放射性物质的摄入量，对个体进行有效保护。

（3）体表放射性核素污染（radionuclide contamination of body surface）：指放射性核素污染人体表面（皮肤或黏膜）造成的辐射。污染的放射性核素既在污染局部产生外照射，又可经皮肤或黏膜表面吸收进入血液产生内照射。

2. 电离辐射的危害　电离辐射对组织和（或）器官的损害取决于所接收的辐射类型和辐射剂量或吸收剂量，以及不同组织和器官对辐射损害的敏感性。

当辐射剂量超过一定阈值，放射线会导致组织和（或）器官的功能损害，产生急性效应（图 4-1），例如皮肤发红、脱发、放射线烧伤或急性放射病。超过阈值时，损伤程度与辐射剂量和剂量率呈正相关，将导致严重的损伤甚至死亡。通常，急性放射病的剂量阈值约为 1 Sv（1000 mSv）。

在辐射剂量低和（或）辐射时间长（低剂量率）的情况下，辐射风险会因为机体的修复机制而大大降低。但是，辐射导致的长期损害风险依然存在，如诱发癌症。通常情况下，儿童和青少年因对辐射的敏感性较成人高，因而具有更高的长期损害风险。

此外，电离辐射会危害胎儿的生长发育，超过阈值剂量的辐射会导致畸胎，甚至胎儿的死亡。产前暴露于电离辐射下可能导致胎儿脑部损伤，其急性危害剂量为在怀孕 8～15 周超过 100 mSv，在怀孕 16～25 周超过 200 mSv。流行病学研究表明，胎儿暴露于辐射后的癌症风险与儿童早期暴露的癌症风险相似。

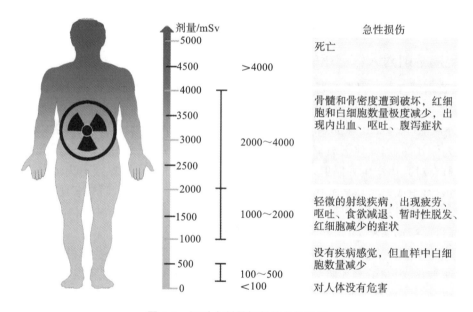

图 4-1　短时大剂量辐射的急性效应

三、辐射的防护

1. 辐射防护目的与基本任务

（1）辐射防护目的：防止辐射产生有害的确定性效应，并限制随机性效应的发生概率，确保辐射在可接受的安全水平范围内，且辐射的各种实践都具有正当的理由。具体来说，就是在辐射照射的实践活动中，应根据辐射防护的最优化原则，制定辐射防护与安全基本标准，实施相应的防护管理和保护措施，防止辐射对人类和环境产生的有害效应，以最大限度地保证人们的辐射安全。

（2）辐射防护基本任务：在辐射的实践活动中，既要保护人类和环境的安全，又要采取必要的防护管理和保护措施进行必要的辐射实践以造福于人类。

2. 辐射防护基本原则 辐射防护应遵循的 3 条基本原则:①辐射实践正当性;②辐射防护最优化;③个人剂量限值。辐射防护的 3 条基本原则是具有统一性的有机整体,在从事辐射实践时必须综合考虑。

3. 辐射防护技术 针对辐射照射的危害而采取的防护措施,以达到辐射防护标准,避免或减少生物体受到不必要的辐射,包括技术措施和管理措施。

(1)辐射源项控制:控制辐射源项,是采取降低人员所处位置的剂量率或者限制人体的放射性核素摄入量,达到减少受照剂量的目的。在实际应用中,通常采用降低辐射源项强度、包容放射性物质、净化和稀释等方法。

(2)外照射防护:针对外照射防护的时间、距离、屏蔽三要素,采取减少受照时间,增大与辐射源间的距离,以及在人与辐射之间设置有效阻断辐射的屏蔽材料,实现对外照射的最大防护。其中,缩短人员的受照时间和增大人员与辐射源距离的防护措施具有成本相对较低且容易实现的优点。在实际操作中,因受时间和空间限制,当只通过时间和距离措施无法达到防护要求时,需采取必要的屏蔽技术以达到辐射防护要求。

射线屏蔽效果主要由射线类型和能量决定,射线贯穿能力越强,屏蔽效果越差;相同能量下,常见射线的贯穿能力从大到小依次为中子、X 射线/γ 射线、β 射线、α 射线。此外,材料原子序数和密度也影响屏蔽效果。通常情况下,材料原子序数(Z)越高、密度越大,屏蔽效果越好。因此,采用屏蔽技术时,应充分考虑射线类型、能量及使用环境要求,选用材料类型与几何结构合适的屏蔽体。在核电厂、加速器、钴源辐照装置、医用 CT、射线探伤仪、中子探井装置等核与辐射相关设备设施的设计中,通常会采用大量的混凝土、铅、钨、聚乙烯、石蜡、硼等材料作为屏蔽体,对辐射源项进行屏蔽保护。而对外照射人员的防护,可以穿戴具有屏蔽作用的辐射防护用品,常见的有护目镜、防护面罩、防护围领、防护裙、防护衣等。

(3)内照射防护:采取各种有效措施,阻断放射性核素经各种途径进入人体或污染体表是内照射防护的核心目标;在最优化原则的范围内,应使放射性核素的摄入量减少到尽可能低的水平。

内照射防护的主要措施包括放射性污染控制和人体防护。其中,控制人员所处场所的放射性表面和空气污染浓度和范围,使其满足辐射防护标准要求,是内照射防护的首要措施。人体防护主要通过隔离、净化方式防止放射性核素进入人体,包括内照射集体防护用品和个人防护用品。常用的集体防护用品是气帐。个人防护用品主要有非通风污染防护服(纸衣等)、通风污染防护服(按供气方式不同,分为隔绝供气式、隔绝携气式、过滤送风式)、呼吸防护用品(包括口罩、碘面罩、半面罩、全面罩、自给式呼吸器等)、防护手套等。通常可以在手套或防护服面料中加入钨、铅等重金属材料,可以防护 β 射线、低能 X 射线/γ 射线的外照射,起到同时防护外照射和内照射的目的。当存在放射性碘污染时,可以采用给予促排药物的方法,促进体内的放射性碘快速排出体外,防止碘沉积在甲状腺内造成内照射危害。

(4)管理措施:管理措施贯穿于电离辐射应用活动的全部过程,是辐射防护与安全管理的重要组成内容,涵盖电离辐射应用活动中涉及辐射防护安全的法律法规、辐射防护机构设置与管理,以及电离辐射操作过程中相关的防护规程等一系列要求。我国关于辐射的安全与防护的相关法律法规,如《放射性同位素与射线装置安全和防护条例》《中华人民共和国放射性污染防治法》和《电离辐射防护与辐射源安全基本标准》(GB 18871—2002)等,对从事辐射实践提出了明确的管理要求与措施。

四、实验室防辐射安全管理与注意事项

（1）凡开展放射性同位素与射线装置相关的教学、科研相关工作前，必须依法向相关行政部门申请并获得相应许可证后，方能开展相关工作。

（2）凡从事放射工作的单位，必须遵守相关的法律法规，并结合本单位具体情况，设立专门的安全和防护管理机构与专职管理人员，制定科学、合理和安全的辐射安全防护管理制度（附录　华中科技大学实验室放射性同位素与射线装置安全管理细则），以及制定事故应急预案，配备必要的安全防护设施，管理本实验室辐射工作人员与辐射工作场所及放射性同位素和射线装置的购买、保管、领用、处置和台账记录，以及实验室的日常安全检查等。

（3）放射工作人员必须遵守放射防护法规和规章制度，接受职业健康监护和个人剂量监测管理，并掌握放射防护有关知识和法规，经有资质单位举办的辐射安全培训，考核合格后方可上岗。同时放射工作人员必须经考试合格取得辐射安全培训合格证书后，才能从事辐射相关工作。

（4）对同位素实验室进行严格分区管理。同位素实验室控制区可设置储存室、操作区和废料间；监督区主要包括预实验操作区和衣帽间等。同位素实验室入口应该实现登记管理，非本实验室或未经预约的师生禁止进入，进入前严格执行登记制度。

图 4-2　放射性警示标志

（5）辐射工作场所必须安装防盗、防火、防泄漏设施，保证放射性同位素和射线装置的使用安全。同位素的包装容器、含放射性同位素的设备、射线装置、辐射工作场所的入口处应当按照国家有关规定设置明显的放射性警示标志（图 4-2），其入口处应当按照国家有关安全和防护标准的要求，设置安全和防护设施以及必要的防护安全联锁、报警装置或者工作信号。

（6）加强技术防范，严格规范操作。在实际操作中，制定完善的操作技术规范，形成严格的操作流程，从而减少废物的产生量，减少接触时间，利于操作过程的安全监督管理。实验过程必须小心谨慎，严格按照操作规程进行，做好安全保护工作。

（7）加强放射性废物管理。对同位素实验等产生的放射性废物（包括同位素包装容器），不得作为普通垃圾擅自处理。放射性废物的处理要严格执行国家环境保护有关部门的有关规定，实验室一般遵循"分类收集、统一存放、集中处理"的原则，将非放射性废物与放射性废物严格区分，核素类别要加以区分，按照不同核素分类处理。

第二节　放射性药品操作安全规范

放射性药品是指用于临床诊断或治疗的放射性核素制剂或其标记药品。利用放射性核素标记相应的化合物，一般不会改变其化学和生物学性质，而同时赋予其放射性，用于化合物的追踪以及放射治疗。在医学中，放射性标记化合物被广泛应用于肿瘤诊疗、心肌显像、神经退行性疾病的早期发现和炎症组织显像诊断，以及疾病的治疗（如恶性肿瘤）等，并发挥着不可替代的作用。由于这类药品在分子内或制剂内含有放射性，且辐射出的射线具有较强的穿透力，可造成机体组织结构的损伤甚至生理功能的缺失。因此，必须规范和加强实验室放射性核素

的安全管理,实验中必须严格遵守放射性药物操作安全规范,严防事故发生,维护实验室正常的教学、科研秩序,保障从事放射工作的人员和公众人员的健康与安全。

一、放射性药品品种范围

目前,放射性核素已广泛应用于医疗领域,其中,全球上市的放射性药品超过100种,而我国国家药品标准收载的放射性药品超过30种。放射性药品中的核素可分为诊断性放射性核素和治疗性放射性核素(表4-2)。诊断性放射性核素要求合适的物理半衰期,一般以数十分钟至数天为宜,常用的同位素有^{13}N、^{133}Xe、^{51}Cr等。放射性药品的治疗性放射性核素要求具有较强的辐射电离作用和生物效应,且穿透力弱,半衰期一般以1~5天为宜,常用的同位素有^{177}Lu、^{90}Y、^{99m}Tc、^{131}I、^{67}Ga等。

表 4-2　放射性药品中的放射性核素

放射性核素	物理半衰期	衰变方式	医学应用
^{13}N	9.96 min	β-衰变	肿瘤分子成像
^{18}F	109.8 min	β-衰变	肿瘤分子成像
^{32}P	14.3 d	β-衰变	用于皮肤病治疗
^{51}Cr	27.7 d	β-衰变	用于红细胞寿命测定
^{67}Ga	78.3 h	λ-衰变	肿瘤诊断
^{89}Zr	78.4 h	β-衰变	肿瘤分子成像
^{123}I	13.22 h	β-衰变	甲状腺疾病的诊断
^{131}I	8.03 d	β-衰变	甲状腺疾病的诊断与治疗
^{131}Cs	9.7 d	β-衰变	用于心肌显像
^{133}Xe	5.2 d	β-衰变	用于肺功能检查
^{169}Yb	31.9 d	β-衰变	用于肺肿瘤诊断
^{90}Y	64.05 h	β-衰变	用于肿瘤治疗
^{177}Lu	6.7 d	β-衰变	用于肿瘤治疗
^{203}Hg	46.8 d	β-衰变	核医学诊断
^{99m}Tc	6 h	λ-衰变	用于肿瘤诊断
^{113m}In	99.5 min	λ-衰变	用于肝显像

二、放射性药品安全管理

(1)建立和完善实验室放射性药品安全管理规章制度,使实验室管理人员和放射性药品使用人员在操作中有章可依。

(2)保管和使用放射性药品的工作人员必须经过核医学专业技术培训,并经考核通过后,方可从事相关工作,并严格遵守放射性药品的相关管理与使用制度。

(3)放射性药品管理人员经过相应的专业训练,应熟悉放射性药品的性质,按要求执行双人双管的保管制度,并建立放射性药品账目,建立完善的登记和使用制度;使用人员经申请批准领用时,必须按要求填写放射性药品使用登记表册,并永久性保存。

(4)收到放射性药品时,应认真核对名称、出厂日期、放射性浓度、总体积、总强度、容器号、溶液的酸碱度及物理性状等,注意液体放射性药品是否破损、渗漏等。

(5) 放射性药品应按要求进行安全储存。放射性同位素应当单独存放,不得与易燃、易爆、腐蚀物品等一起存放。易造成外照射的放射性核素应放在铅罐内,置于储存室的储存柜内;^{3}H 等 β 射线能量较低的核素,应按不同品种分类放置于专门储存柜;放射性同位素储存场所应采取有效的防火、防盗、防射线泄漏的安全防护措施,并定期对安全防护措施进行检查和维护,以保证放射性药品的质量和安全;储存场所应当有明显的放射性警示标志,储存放射性药品的容器应粘贴放射性警示标签。

(6) 放射性药品的使用,必须符合国家放射性同位素卫生防护管理的有关规定。申请并获得行政部门核发的相应等级"放射性药品使用许可证"后,方可开展放射性药品的使用工作,无"放射性药品使用许可证"的单位不得使用放射性药品。

(7) 放射性药品在实验前、后,均应严格核对其品种、数量和用量等,一旦发现放射性药品丢失,应立即追查去向,并报告上级机关。

(8) 使用放射性药品的实验室要具有完备的安全防护和废气、废物、废水处理等设施,并建立严格的管理制度。在实验操作中产生的含有放射性物质或被放射性物质污染的废物,包括实验动物的排出物,必须按国家有关规定严格管理。

三、放射性药品操作规范

(1) 单独设置独立的放射性核素操作间,禁止将放射性核素操作间与非放射性实验操作间混用。

(2) 对放射性核素操作间应划出防护圈,并放置放射性警示标志。

(3) 严格管理进出实验室的人员,未经允许不得入内。进行放射性药品操作的实验人员必须进行核医学技术安全和防护的专业培训,并经考核通过后,方可实施相关实验操作。

(4) 放射性实验室应配备专用的工作服、鞋、帽、口罩、手套等个人防护用品。实验室内应配备供工作人员放便服和工作服的衣柜,两类衣物不得混放。

(5) 保持放射性工作场所的清洁卫生,用于清洁的工具和水池应当固定专用。

(6) 定期对放射性实验室的内部及周围环境进行放射性污染监测,确保实验安全。

(7) 实验前,必须了解该核素的特性(射线类型、能量、半衰期)及强度防护措施,提前拟订详细实验计划和实验操作流程,检查个人防护用品是否完备,预防意外事故的发生。

(8) 操作放射性核素时,必须谨慎小心,注意力集中,进行实验时,必须有计划、有安排。必须先做非放射性实验,经批准后才能进行放射性实验。

(9) 操作新放射性核素(系指本室以前未使用过)必须妥善解决操作设备、测量仪器、废物、废气的处理、监督测量等问题,由监督小组进行全面检定,在保证安全的前提下,报请有关部门批准后,才能正式开始实验。

(10) 操作放射性核素时,在不影响实验结果的条件下,应该尽量少使用或者重复使用。

(11) 操作 γ 放射性核素时,应使用铅材料进行屏蔽防护;操作 β 放射性核素时,应当使用有机玻璃防护面部和眼睛;操作 α 放射性核素应在通风橱中;操作放射性固体粉末必须在密闭箱中。

(12) 放射性实验室中应备有放射性元素的有效去污剂(如肥皂、硝酸、柠檬酸、碳酸钠、乙二胺四乙酸盐和其他去污剂),并备有污物桶、废物储存瓶和必要的防护用具。

(13) 实验操作完毕后,及时清理实验现场,实验操作中产生的放射性废物与非放射性废物应严格区分,不可混合收集和处理,含有放射性物质的废水应装入废物储存瓶内。检查设备安全,关闭水电、门窗。

(14)对违反安全制度,不遵守操作规程,因个人原因导致危险实验操作,以致发生安全事故,必须追究责任,按情节轻重给予必要的处分,直至追究刑事责任。

四、表面放射性污染的去除

(1)在进行放射性核素操作时,一旦发生放射性核素洒落和残留等,产生表面放射性污染时,必须及时进行放射性污染去除处理,并遵循以下去除原则与方法。

①现场去污,尽早清除,防止污染面积扩大。可用干滤纸(吸水纸)吸干泄漏的放射性核素,并放入医用废物袋中;用湿润的滤纸(吸水纸)或纱布沿污染区的外围螺旋向内擦拭污染区域,切忌乱抹扩散污染范围。擦拭后的滤纸(吸水纸)或纱布一并放入医用废物袋中。

②针对表面污染对象以及污染放射性核素的类别,选择合适的去污剂和去污方法(表4-3)。

③对去除污染后的表面进行放射性检测,确保污染降至控制限制以下。

表 4-3　表面放射性污染的去除方法

材 料 类 别	去 除 方 法
玻璃和陶瓷器皿	先用水清洗,然后浸入盐酸或柠檬酸溶液中 1 h,取出用水冲洗,如不能消除污染,则再浸入 EDTA(乙二胺四乙酸)络合液中 15 min,取出用水冲洗
金属器皿	用水冲洗后,浸入柠檬酸溶液中 1 h,再用水冲洗后擦干,不宜用酸性过强的酸性洗液,以免腐蚀金属器皿的表面
塑料和橡胶制品	可先用水或肥皂液刷洗,不能去除时,用稀盐酸、硝酸或柠檬酸清洗,再用水冲洗
操作台面	应根据表面材料的性质及污染情况,选用适当的清洗方法。一般先用水及去污粉或肥皂液刷洗,若污染严重,考虑用稀盐酸或柠檬酸溶液冲洗,或刮去表面或更换材料
实验室地面	可冲洗的地面可用清洁水湿扫或冲洗

(2)人体体表放射性核素污染处理方法:当实验操作过程中发生放射性核素污染体表时,应立即停止工作,确定污染放射性核素种类,参考《人体体表放射性核素污染处理规范》(GBZ/T 216—2009)中规定的处理程序和方法,尽早洗消去污。

①一般应先用清水冲洗,冲洗时可用软毛刷,操作要轻柔,按先低污染区后高污染区,先上后下的顺序清洗。若不能达到要求时,可选择合适的去污剂清洗。常用的去污剂:去污肥皂、去污洗发膏、6% EDTA(乙二胺四乙酸)、6%偏磷酸钠、1%～3% DTPA(二乙烯三胺五乙酸)等。

②小面积污染,使用清水冲洗,并用去污肥皂擦拭 5 min,去污率可达99%以上。

③根据放射性核素的种类宜选择不同的专用化学去污剂。对^{131}I 或^{125}I 污染,先用 5%硫代硫酸钠溶液或 5%亚硫酸钠溶液洗涤,再以 10%碘化钾或 10%碘化钠溶液作为载体帮助去污。对^{32}P 污染,先用 5%～10%磷酸氢钠溶液洗涤,再以 5%柠檬酸溶液洗涤。当体表污染不明放射性核素时,可用 6.5% $KMnO_4$ 溶液或 0.4 mol/L H_2SO_4 溶液刷洗 3～5 min,再用10%～20%盐酸羟胺溶液刷洗 2～3 min,一般均可除去污染。

第三节　医用放射性废物管理

放射性废物是指含有放射性核素或者被放射性核素污染,其放射性核素浓度或者活度大于国家规定的解控水平,预期不再使用的废物。为了加强对医用放射性废物的安全管理,保护环境,保障人体健康,对放射性废物必须严加管理,应根据国家卫生健康委员会公布的《核医用放射防护要求》(GBZ 120—2020),制定相应的管理制度并严格遵守,不得将其作为普通垃圾处理,更不能擅自处理。

一、医用放射性废物分类

医用放射性废物可分为放射性废液、放射性固体物、放射性废气。

二、医用放射性废物管理

(1) 有专(或兼)职医用放射性废物管理人员负责废物的分类、收集、存放和处理。管理人员应熟悉国家有关医用放射性废物管理的法律法规,具备掌握放射防护和剂量检测专业技术的安全文化素养。

(2) 设医用放射性废物储存登记卡,其主要特性和处理过程应记录在卡片上,并存档备案。

(3) 必须有预防医用放射性废物丢失、被盗、容器破损和灾害事故发生的安全措施,储存室的显著位置应设置放射性警示标志,并建立医用放射性废物档案和出入储存室登记与双人双锁管理制度。

(4) 医用密封放射源应按国家有关法律法规标准废弃和处理。

(5) 接触医用放射性废物的工作人员必须使用个人防护用具和防护设施,并佩戴个人剂量计。

三、医用放射性废物的收集与储存

(1) 医用放射性废源、废液和废射线装置应根据核素种类、半衰期长短以及废物形态做好分类、记录和标志,并予以屏蔽和隔离,并由国家生态环境部认定的相关单位进行处理。

(2) 废放射源单独收集,按国家生态环境部的相关要求密封收集,进行屏蔽和隔离处理;存放地点设置明显放射性警示标志,做好防火、防盗措施,专人保管。

四、医用放射性废物的处理

(1) 短半衰期废物主要采用放置衰变法处理,即将放射性固体废物比活度降低到 7.4×10^4 Bq/kg 以下或存放大约 10 个半衰期后(混合同位素废物按半衰期最长的计算),即可按普通废物处置,含有动物组织或器官的废物需特殊处理(动物无害化处理中心统一回收处置)。

(2) 半衰期较长的废物尽可能压缩体积存放,如需处理的须经环境保护部门批准后交由专门的放射性废物处理单位进行处理。

(3) 被病原体污染的固体废物,必须先消毒、灭菌,然后按固体放射性废物处理。

(4) 放射性废物存放需标明名称、放置日期以及处理日期,并进行登记。由专人放置于医院废物存放点。

（5）由操作过程、核素转移等产生的少量放射性废水，在排入下水道前必须经过测量，达到清洁解控水平才可排放，严禁通过稀释等方法降低放射性浓度，清洁解控水平以《核医用放射防护要求》(GBZ 120—2020)推荐值为准。排放废水应做记录。

（6）地面、台面污染，必须先进行局部去污擦洗，然后才允许将地面、台面冲洗水排入下水道。

（7）洗涤污染容器的一次洗涤水，一般应处理后才能排放，如果容器操作强酸性溶液，活度为 10^{-8} Ci，总量不超过 100 mL，则容器内放射性溶液仔细倒净后，一次洗涤水可以直接排放。

（8）大于排放标准的废水，不允许稀释后排放。必须经过处理达到排放水平才能排放，高放废液（$>10^{-5}$ Ci）应经固化转化为固体废物，存放于废物桶内，并专人保管。

第四节　辐射事故处置应急预案

为确保辐射类实验室的安全和正常运行，正确应对可能发生的辐射事故，迅速、最大限度地预防和减少突发辐射事故的损害，保障工作人员和公众的生命安全、环境安全，根据有关法律法规的规定，辐射使用单位应制定辐射事故处置应急预案。县级以上人民政府环境保护主管部门应当会同同级公安、卫生、财政等部门编制辐射事故应急预案，报本级人民政府批准。

根据国务院颁布的《放射性同位素与射线装置安全和防护条例》规定，辐射事故应急预案应当包括下列内容：应急机构和职责分工，应急人员的组织、培训以及应急和救助的装备、资金、物资准备，辐射事故分级与应急响应措施，以及辐射事故调查、报告和处理程序。

一、应急机构和职责

（1）成立辐射安全管理领导小组，并负责辐射事故的应急处置工作。

（2）辐射安全管理领导小组应组织有关部门制定核与放射性污染事故应急救援预案，并定期组织演练，根据情况变化，及时对预案进行调整、修订和补充。

（3）接到辐射事故发生报告后，立即启动应急救援方案。

（4）做好事故现场决策、指挥和组织协调工作，调度人员、设备、物资等。

（5）向属地主管部门（环境保护、公安等部门）报告辐射事故发生情况，配合各级主管部门进行检测、现场处理及事故调查等工作。

（6）组织协调人员对伤员进行现场救助和临时护理，及时运送伤员到相关专业医院进行进一步检查和救治。

（7）组织人员保护现场，维持秩序，迅速了解发生事故实验室的实际情况，采取相应措施，将危害及损失降到最小。

（8）事故处理完毕后，恢复正常秩序。总结经验教训，制定或修改防范措施，加强日常环境安全管理，杜绝类似事故发生。

二、辐射事故分级与应急响应措施

1. 放射性同位素丢失或被盗　发现放射性同位素丢失或被盗，辐射安全管理领导小组办公室接到报告后，立即启动相应的应急处置方案。事故单位应当保护好现场，明确丢失放射性同位素的种类、活度，评估危害性，并认真配合公安部门进行调查侦破。

2. 放射性同位素与射线装置失控 发生放射性同位素与射线装置失控导致大剂量 X 射线误照,发现人员受到意外辐射后,应立即切断辐射源,并立即报告。辐射安全管理领导小组办公室接到报告后,立即启动相应的应急处置方案,采取以下应急处理。

(1)发生人体受到超剂量照射事故时,迅速安排受照人员接受医学检查、救治和医学监护。

(2)发生工作场所放射性同位素污染事故时,应采取如下应急处理措施:立即撤离有关工作人员,封锁现场,采取措施严防扩大污染范围。对可能受到放射性同位素污染或放射损伤的人员,立即采取暂时隔离和应急救援措施,在采取有效个人安全防护的情况下,组织人员彻底清除污染,根据需要实施其他医学救治及处理措施。迅速确定放射性同位素种类、活度、污染范围和污染程度。污染现场尚未达到安全水平以前,不得解除封锁。

3. 辐射工作场所火灾 现场人员在确保自身能安全撤离的情况下,迅速切断电源、气源、移走放射源、压力容器等,并通知附近人员撤离。同时立即向公安、消防部门报警,并报告本单位分管负责人及主要负责人、保卫处和辐射安全管理领导小组办公室,事故发生单位的分管负责人及主要负责人须立即赶赴现场并立即启动本单位应急处置方案,采取以下应急处理措施。

(1)组织辐射安全管理领导小组成员迅速到达事故现场,配合灭火和救护工作,采取必要措施防止出现辐射泄漏。

(2)立即疏散、转移事故现场人员至安全区域,隔离事故现场,建立并控制现场警戒区和交通管制区域;引导消防车辆,确保消防车辆快速到达火灾现场;配合公安、消防机构开展火灾调查工作。

(3)若发现已发生辐射泄漏,则按辐射设备失控造成环境伤害事故处理。

三、应急预案解除

(1)配合上级有关部门对现场进行勘查以及环保安全技术处理、检测等工作,查找事故发生的原因,进行调查处理。

(2)将事故处理结果及时报上级行政主管部门。当修复发生辐射事故的射线装置或场所后,经环境保护部门监测安全合格,报请卫生行政主管部门批准,应急预案方可解除。总结经验教训,制定或修改防范措施,加强日常环境安全管理,杜绝事故发生。

(王 琳 黄 雷 戴 拯)

附录

华中科技大学实验室放射性同位素与射线装置安全管理细则

校设〔2016〕5号

第一章 总 则

第一条 为规范和加强放射性同位素与射线装置安全管理,保证教学、科研等活动中师生人身和学校财产安全,依据《中华人民共和国放射性污染防治法》《放射性同位素与射线装置安全和防护条例》《放射性同位素与射线装置安全许可管理办法》等法律法规及《华中科技大学实验室技术安全管理规定》,结合我校实际,制定本细则。

第二条 本细则所称放射性同位素包括放射源和非密封放射性物质。

第三条 放射性同位素与射线装置的安全管理实行学校、院(系)、实验室三级管理体制,各级职责按《华中科技大学实验室技术安全管理规定》执行。学校建立放射性同位素与射线装置安全管理督查机制。

第二章 院（系）安全管理队伍及要求

第四条 院（系）分管领导负责本单位的实验室安全工作，并根据工作需要指派具有相应安全专业知识与管理能力的在职人员作为安全管理员，协助做好本单位放射性同位素与射线装置的申购审核备案和存放与使用监管、辐射工作人员管理、日常检查、安全防护等各项工作的规范化管理。

第五条 实验室（含科研课题组）负责人负责本实验室的实验技术安全管理工作，包括组织制定并张贴本实验室放射性同位素与射线装置的安全管理制度、操作规程和应急措施，配备必要的安全防护设施，管理本实验室辐射工作人员与辐射工作场所，放射性同位素和射线装置的购买、存放、使用、处置和台账记录，以及本实验室的日常安全检查等。

第六条 依照国家相关法律法规，对辐射工作实行环境保护主管部门许可登记制度。实验室与设备管理处负责统一办理学校"辐射安全许可证"。

第七条 使用放射性同位素与射线装置进行教学、科研活动的单位须取得环境保护主管部门的许可。

（一）实验室申请。实验室填写华中科技大学辐射工作申请表，经院（系）安全管理员和分管领导分别审核后，报实验室与设备管理处审核。

（二）环境影响评价。实验室与设备管理处审核通过后，实验室编制核技术应用项目环境影响评价文件，由实验室与设备管理处组织报环境保护主管部门审批。获批后，实验室方可开展放射性同位素和射线装置的购置工作。

（三）竣工验收。辐射工作场所正式投入使用前，实验室编制核技术应用项目竣工环境保护验收文件，由实验室与设备管理处组织报环境保护主管部门审批，取得许可后方可启用。

第三章 工作人员管理

第八条 辐射工作人员（包括放射性同位素与射线装置的操作人员和管理人员）应参加环境保护主管部门组织的辐射安全与防护知识的培训和考核，并取得合格证书（每4年接受再培训）。

第九条 放射性同位素与射线装置的操作人员（须年满18周岁）上岗前应填写华中科技大学辐射工作人员登记表，经所在实验室负责人、院（系）安全管理员和分管领导分别审核后，报实验室与设备管理处审批。

第十条 放射性同位素与射线装置的操作人员应熟悉辐射防护知识、遵守国家相关法律法规，并遵守以下规定：

（一）参加环境保护主管部门组织的辐射安全与防护知识的培训并取得合格证书（有效期为4年）。

（二）定期到指定医疗单位进行职业健康检查（两次检查的时间间隔不超过2年）。

（三）工作期间正确佩戴个人剂量计，每季度接受个人剂量监测。

第十一条 院（系）和实验室应建立本单位和实验室辐射工作人员培训、个人剂量监测和职业健康档案。

个人剂量监测和职业健康档案应保存至辐射工作人员年满七十五周岁，或者停止辐射工作三十年。

第四章 工作场所管理

第十二条 院（系）和实验室应配备与辐射类型和辐射水平相适应的防护用品和监测仪

器,并定期组织对辐射工作场所、放射性同位素与射线装置进行安全监测与检查,对发现的安全隐患及时整改并做好记录。

第十三条 实验室应在放射性同位素储存与使用场所安装监控装置,并采取有效的防火、防水、防盗、防丢失、防破坏、防射线泄漏等安全防护措施。

第十四条 实验室应在使用、储存放射性同位素与射线装置的场所设置明显的警示标志,其入口处应按照国家有关安全和防护标准的要求,设置安全和防护设施以及必要的防护安全联锁、报警装置或工作信号。

实验室应在射线装置的调试和使用场所,采取具有防止误操作、防止工作人员和公众受到意外照射的安全措施。

第十五条 实验室应根据辐射工作的内容,制定放射性同位素与射线装置安全管理制度与操作规程,并在醒目位置予以张贴。

第十六条 实验室应按辐射工作场所级别,严格控制放射性同位素与射线装置的使用类别及操作量,确保辐射安全,严禁以任何理由在非辐射工作场所开展辐射工作。

第十七条 辐射工作场所改变工作性质不再用于辐射工作时,须履行退役申请程序。

(一)实验室填写华中科技大学辐射工作场所退役申请表,经院(系)安全管理员和分管领导分别审核后,向实验室与设备管理处提交审核。

(二)实验室相关人员与设备管理处审核通过后,委托专业机构对可能产生放射性污染的场所进行污染检测,检测合格后,该场所方可装修、拆迁或改作他用。

(三)使用Ⅰ类、Ⅱ类、Ⅲ类放射源的场所,使用甲级、乙级非密封放射性物质的场所,以及终止运行后产生放射性污染的射线装置,还应在实施退役前报环境保护主管部门审批。

第五章 放射性同位素与射线装置管理

第十八条 放射性同位素与射线装置的申购程序:

(一)实验室相关人员填写华中科技大学放射性同位素与射线装置申购表。

(二)院(系)安全管理员和分管领导分别审核后,报实验室与设备管理处审核。

(三)射线装置和豁免水平以下的放射性同位素,实验室与设备管理处审核通过后,实验室依照国家相关法律法规和学校采购规定实施采购。

豁免水平以上的放射性同位素,实验室与设备管理处审核通过后,由实验室与设备管理处报环境保护主管部门审批。实验室凭环境保护主管部门的批复实施采购。

第十九条 实验室在校内调拨、转让放射性同位素和射线装置以及自制射线装置,须依照放射性同位素与射线装置的申购程序办理相关手续。

第二十条 放射性同位素应严格按照国家相关法律法规进行运输。

第二十一条 放射性同位素与射线装置的入库与备案:

(一)实验室应在到货当日,根据华中科技大学放射性同位素与射线装置申购表、采购合同等核查放射性同位素与射线装置的到货情况,将其立即存放于专用储存柜或专用场所,并在放射性同位素的包装容器和射线装置上设置明显的放射性警示标志和中文警示说明,建立相应的台账。

(二)院(系)安全管理员核查放射性同位素与射线装置的存放条件及安全措施后在华中科技大学放射性同位素与射线装置申购表上签署意见并将复印件存档,建立本单位放射性同位素与射线装置登记台账。

(三)实验室于放射性同位素到货或射线装置安装完成后3个工作日内持华中科技大学

放射性同位素与射线装置申购表、放射性同位素证书或射线装置仪器说明书到实验室与设备管理处办理备案手续。

第二十二条 实验室应按国家相关法律法规及学校规定,建立健全放射性同位素保管、领用和消耗的登记制度,加强放射性同位素与放射性废物管理,并执行以下规定:

(一)放射性同位素和被污染的放射性物品应单独存放,不得与易燃、易爆、腐蚀性物品等一起存放。

(二)放射性同位素应储存在专用储存柜内,并做到双人双锁、双人收发。

(三)根据放射性同位素潜在危害的大小,建立多重防护和安全措施,对可移动的放射性同位素每周进行盘存,确保其处于指定位置,具有可靠的安全保障。

(四)领取、使用、归还放射性同位素时须同时做好登记、检查工作。

当日领取的放射源应当日归还;未使用完的非密封放射性物质应当日归还并交回放射性废物。

第二十三条 实验室应对射线装置及其安全防护系统和安全警示装置进行定期维护保养,并做好记录。

第二十四条 开展辐射工作时,操作人员应严格按照操作规程操作,确保安全,并做好使用记录,需特别注意的是:

(一)在辐射工作场所内,须正确佩戴个人剂量计,并穿戴和采取与辐射工作种类及安全等级相匹配的防护用品和安全措施。

(二)在放射性同位素、辐照装置等强辐射工作场所内,除执行本条第一款的要求外,还应携带报警式剂量计。

(三)操作人员结束工作离开非密封放射性物质工作场所前,应按要求进行个人体表、衣物及防护用品的放射性表面污染检测,发现污染时要及时处理,做好记录存档。

第六章 放射性废源废物处置

第二十五条 放射性废源废物的处置:

(一)实验室相关人员填写华中科技大学放射性同位素与射线装置处置申请表,院(系)安全管理员和分管领导分别审核后,报实验室与设备管理处审核。

(二)实验室与设备管理处审核通过后,处置工作按以下规定执行:

放射性废源废物和废射线装置中的放射源,由实验室与设备管理处委托专业机构处置。

不含放射源的射线装置的报废处置按学校设备报废相关规定执行。

(三)属学校固定资产的放射性废源废物,在进行处置前须按学校固定资产报废程序办理报废手续。

第二十六条 放射性同位素实验等产生的放射性废物(包括同位素包装容器)不得作为普通垃圾擅自处置。

第七章 安全应急措施和事故处理

第二十七条 院(系)和实验室应认真落实《华中科技大学实验室安全检查实施细则》,及时发现并消除安全隐患,最大限度预防安全事故的发生。

第二十八条 院(系)成立实验室安全事故应急救援组织,成员由本单位负责人及具有相应安全专业知识的专家和安全管理员组成。院(系)实验室安全事故应急救援组织成员名单和有效的联系方式应张贴在本单位醒目的位置,并报实验室与设备管理处备案。

第二十九条 院(系)应根据本单位放射性同位素与射线装置的类别与性质,确定各区域的安全等级,有针对性地制定本单位的辐射事故应急救援预案,并报实验室与设备管理处备案。

第三十条　院(系)应根据本单位放射性同位素与射线装置的类别与性质,配备相应的应急救援器材和设备,并进行定期检测和维护,保证其运行状态良好。

第三十一条　院(系)实验室安全事故应急救援组织应每年至少组织一次本单位人员的辐射安全事故应急救援预案学习和演练,并于每年十二月底前,将学习和演练记录上报至实验室与设备管理处备案。

第三十二条　发生辐射安全事故时,事故发生单位应按《华中科技大学实验室技术安全管理规定》中第十一条,立即启动辐射安全事故应急救援预案,采取有效的应急措施,同时报告学校相关部门,不得瞒报、谎报或延报。

第三十三条　事故的发生经过和处理情况应详细记录并存档备案。

第三十四条　对造成辐射事故的责任单位和个人,依照国家相关法规和学校有关规定进行处理。

第八章　附　　则

第三十五条　本细则中涉及的申购表、台账等,均须按照实验室与设备管理处规定的格式填写。

第三十六条　本细则中涉及的培训均须按华中科技大学实验室安全管理培训记录表填写培训记录,并于每年十二月下旬将本单位所有的培训记录及相关图文资料报实验室与设备管理处备案。

第三十七条　校医院的放射性同位素与射线装置安全管理参照本细则执行,其使用放射性同位素与射线装置进行放射诊疗活动前还应向卫生主管部门提出建设项目卫生审查和竣工卫生验收申请并取得放射源诊疗技术和医用辐射机构许可。

第三十八条　本细则中下列用语的含义:

放射性同位素:指某种发生放射性衰变的元素中具有相同原子序数但质量不同的核素。

放射源:指除研究堆和动力堆核燃料循环范畴的材料以外,永久密封在容器中或者有严密包层并呈固态的放射性材料。

非密封放射性物质:指非永久密封在包壳里或者紧密地固结在覆盖层里的放射性物质。

射线装置:指 X 射线机、加速器、中子发生器及含放射源的装置等。

辐射事故:指放射源丢失、被盗、失控,或者放射性同位素和射线装置失控导致人员受到意外的异常照射。

第三十九条　本细则未尽事宜,以上级规定为准。

第四十条　本细则自发布之日起施行,由实验室与设备管理处负责解释。

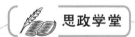

　　要守牢美丽中国建设安全底线。要贯彻总体国家安全观,积极有效应对各种风险挑战,保障我们赖以生存发展的自然环境和条件不受威胁和破坏。要切实维护生态安全,确保核与辐射安全。

——习近平总书记发表在《求是》杂志上的重要文章《以美丽中国
建设全面推进人与自然和谐共生的现代化》

第五章
实验动物生物安全管理
与实验操作规范

扫码看课件

生命科学与医学的发展离不开实验动物。早在 19 世纪,科学家就开始将实验动物用于生命科学与医学的研究与教学。到 20 世纪,随着生物医学领域的进一步发展,实验动物作为科学实验对象被广泛用于观察、揭示和探索生命科学现象,以及用于疾病的发生、发展与治疗研究,由此在现代生命科学与医学的发展中奠定了重要地位。当前,实验动物的重要作用也越发重要,在生物医学的研究中发挥无法替代的作用。因此,实验动物的生物安全管理是生物与医学实验室安全管理的重要组成部分,在生命科学与医学的教学、科研中,我们必须严格遵守实验动物生物安全管理与实验操作规范,正确选择实验动物,保证实验动物应享有的福利,保护好实验者和周围的环境,防止感染和污染,进一步促进人类和动物健康相关的生命科学发展。

第一节　医学实验动物的分类

一、医学实验动物的类型

医学实验动物(medical experimental animal)是经人工科学培育,受遗传学、微生物学和寄生虫学控制,用于生物医学实验的动物。其遗传背景明确,来源清楚,具有较好的遗传均一性、对外来刺激的敏感性和实验的准确性、可重复性,是为实验研究目的而培育的标准化动物。医学实验动物一般按遗传学控制和微生物学控制进行分类。

1. 按遗传学控制分类

(1) 近交系(inbred strain):至少通过连续 20 代的近亲(全同胞兄妹或者亲子)交配产生的近交系动物,又称纯系动物。具有基因纯合度高、遗传稳定性高、基因同源性、表型均一性、不同品系有明显不同的生物学特性、遗传背景清楚等优点;具有容易引起近交衰退、近交系动物适应能力差的缺点。常见的近交系动物有小鼠 C57BL/10J 以及 BALB/c。

(2) 封闭群(closed colony):在不从外部引入新的血缘条件下,以非近亲交配方式进行繁殖产生的种群,至少连续繁殖 4 代以上为一个封闭群,又称远交群。封闭群既保持其遗传的相对稳定,又避免出现近交衰退。封闭群主要用于药物筛选、毒性试验以及遗传研究等,常见的有昆明(KM)小鼠、NIH 小鼠、WISTA 大鼠、SD 大鼠、新西兰白兔。

（3）杂交群（hybrid strain）：两近交品系交配所获得的第一代动物，又称杂交一代动物，简称 F_1 动物。杂种群动物生命力强，抗病能力强；易于饲养，常用于教学实验。

（4）突变系（mutation gallery）：遗传基因发生突变，造成后代出现某种特殊性状表型或遗传缺陷的品系。常见的突变系有无胸腺裸鼠、严重联合免疫缺陷（SCID）小鼠（体液、细胞免疫联合缺陷）。

2. 按微生物学控制分类　按微生物学控制方法进行分类分级是最常用的实验动物分级方法。一般将实验动物分为四级。

一级动物：又称普通动物（conventional animal），指饲养于开放系统或简易屏障系统，未经积极的微生物控制的带菌动物。但不得携带人畜共患病原体和严重危害动物种群的微生物和寄生虫。

二级动物：又称清洁动物（clean animal），指饲养于简易屏障系统或屏障系统，其饲料、垫料、用具、空气、人员服装均已消毒处理，在一级动物微生物控制基础上排除了危害本动物种群的微生物和寄生虫。

三级动物：又称无特定病原体动物（specific pathogen free animal），指机体内无特定的微生物和寄生虫存在的动物。其来源于无菌动物，不携带潜在感染源，饲养室需一万级屏障，要有独立通风笼和监测报警系统。

四级动物：又称无菌动物（germ free animal），饲养于隔离系统。现有技术在动物体内、外不能检测出任何寄生物或所有非植入的微生物和寄生虫的无菌动物。无菌动物在无菌条件下剖宫生产，经无菌、恒温、恒湿条件饲养。

二、常用的医学实验动物品种

医学实验研究所使用的动物种类多，应根据科学实验目的与实验动物特点，选择最合适的实验动物。现将常用动物品种及特点介绍如下。

1. 小鼠（mouse）　小鼠由于繁殖周期短，成熟早、繁殖力强，性情温顺，易于饲养管理，其体形小，易捉，方便实验操作，且对多种病原体易感，实验的准确性和一致性高，是医学实验中用途广泛的动物。小鼠作为成熟的实验动物，具有多种品系（表 5-1），满足不同实验需要，广泛用于药物和肿瘤学研究。

表 5-1　医学实验常见的小鼠品系

医学研究领域	品　　系
肿瘤研究	自发瘤品系：高癌株的 C_3H/HCN，A 系，津白 II 号等
	诱发癌品系：C_3H，A 系（乳腺癌小鼠）；DBA，BALB/C，C_{57} BR（胸腺癌小鼠）；A 系，SWR，BALB/C，C_{57} BL（肺癌小鼠）；C_3H，C_3 He（肝癌小鼠）；AKR，C_{58}，C_{57} BL（白血病小鼠）；C_3H（卵巢癌小鼠）等
人类疾病研究	心血管疾病小鼠：DBA；肾病小鼠：A/HeN；白内障小鼠：STP/N；疟疾小鼠：C_{58}/ LWN、DBA/IJN（对疟原虫感染有抗力）、C_{57} L/N（疟原虫易感）等
药物和代谢研究	矿物油过敏小鼠：BALB/CAnN；免疫球蛋白缺乏小鼠：CBA/N；胰岛素敏感小鼠：C_{57} BR/CdJN；类固醇代谢障碍小鼠：C_{57} BL/10SCN 等

医学研究领域	品　系
突变系小鼠	糖尿病伴肥胖症小鼠,自身免疫症小鼠,肌肉萎缩症小鼠,无 T 细胞小鼠,无 B 细胞小鼠,无 K 细胞小鼠,无 K、B 细胞小鼠,无 T、B、K 细胞小鼠,无巨噬细胞小鼠,无胸腺小鼠等

2. 大鼠(rat)　医学实验中常用的大鼠为大白鼠,其性情较温顺。但受惊吓时会变得暴躁,甚至咬人。大白鼠具有繁殖力强、易饲养、体形大小合适、给药容易、采样量合适方便等优点,在医学实验中的使用频次仅次于小鼠。大鼠广泛用于神经-内分泌实验,营养、代谢性疾病,药物学、肿瘤、传染病,多发性关节炎和放射医学等方面的研究实验。

3. 豚鼠(guinea pig)　又名海猪、天竺鼠、荷兰猪。其性情温驯,胆小怕惊,很少咬人或抓手。豚鼠对抗生素敏感,对青霉素的敏感性是小鼠的几百倍甚至几千倍;豚鼠体内不能合成维生素 C,当维生素 C 缺乏时可出现坏血症。豚鼠常被用来做各种传染病研究,是细菌性和病毒性传染病的实验诊断、药理学研究和过敏反应或变态反应研究的首选实验动物,也被广泛应用于皮肤局部毒物实验,缺氧耐受性和测量耗氧量实验等。

4. 家兔(rabbit)　性情温顺、易饲养、抗病力强、繁殖率高,是常用的实验动物。家兔常被用于免疫学研究,最大用处是生产抗体,制备高效价和特异性强的免疫血清,也可用于生殖生理、代谢类疾病和炎症、发热、遗传病等实验。医学实验室研究中常用的品种为大耳白兔(日本大耳白兔)、中国白兔、青紫蓝兔、新西兰白兔。

5. 猫(cat)　属于哺乳纲食肉目猫科动物。猫作为中型实验动物,相较于大鼠、小鼠,体形更便于实验操作;但猫饲养成本高,且猫牙和爪十分尖锐,攻击性强,尤其是在应激状态下,接触不当易被抓伤或咬伤。由于猫的生理学特性及对疾病的反应与人类相似,特别适合观察各种对外界刺激反应的实验,被广泛应用于神经、生理、心血管功能等方面的研究。

6. 犬(dog)　属于脊椎动物门哺乳纲食肉目犬科动物,又称狗。犬对外环境的适应力强,喜欢接近人,易驯养,能很好地配合实验。由于犬的神经系统和血液循环系统很发达,广泛用于实验外科、病理生理学、药理学、毒理学以及其他疾病的研究。常用的犬的品种、品系:比格犬、四系杂交犬、华北犬、西北犬和狼犬。

7. 猕猴(rhesus monkey)　属于脊椎动物亚门哺乳纲灵长目猴科猕猴属动物。猕猴作为灵长类动物,在组织结构、生理、代谢等方面同人类最接近,是研究人类健康和疾病的理想实验动物。一般应用于生理学、传染病、药理学和毒理学、细菌、病毒性疾病、人类器官移植、遗传代谢性疾病等基础和临床研究。

8. 小型猪(miniature pig)　属于哺乳纲偶蹄目野猪科猪属动物。小型猪体形矮小,12 月龄的成年小型猪体重为 30～40 kg,便于实验操作。小型猪的心血管、免疫系统、消化器官、皮肤等在组织结构、生理和代谢方面与人类相当接近,是医学实验中重要的实验动物。小型猪作为实验动物一般应用于皮肤烧伤、肿瘤学、免疫学、心血管、糖尿病、发育生物学和畸形学、遗传学等研究。国内小型猪的主要品种、品系:西藏小型猪、广西巴马小型猪、五指山小型猪、版纳微型猪、贵州小香猪。

三、实验动物的保护与使用原则

医学实验动物饲养和使用应遵守有关法律法规的要求,一般应遵循以下原则。

（1）实验动物的使用应做到目的明确，理由充分，使用数量满足统计学的要求即可，不应造成不必要的伤害和浪费。

（2）完善操作规程，严格遵守实验动物伦理道德与 3R 原则，避免或减轻实验中对实验动物造成的不适和痛苦。

（3）严格按程序实施实验后动物的处理，包括麻醉、实验后的护理或安乐死。

（4）实验动物应有良好生活条件，包括饲养环境、符合要求的饲料及细心地饲养，并保持其生活习性，确保其健康和舒适。

（5）实验研究人员和实验动物操作人员应接受实验动物的基本知识和操作技能的培训。

第二节　实验动物安全管理与申请使用流程

一、实验动物安全相关制度及要求

医学实验动物科学管理已逐步由经验管理步入规范化、标准化、法制化管理的轨道。医学实验动物的饲养、使用应该严格遵守我国制定的《实验动物管理条例》（见附录）、《实验动物许可证管理办法（试行）》等法律法规的要求，并结合实际情况，制定相应的医学实验动物科学管理制度，从而加强医学实验动物科学管理，保证实验动物的质量，更好地服务于科学研究、教学和临床研究等发展的需要。

二、动物实验申请使用流程

项目负责人在动物实验开展前需提交动物实验申请表，针对使用实验动物的种类和操作病原微生物的危害级别进行综合判断，获得生物安全委员会与实验动物管理和使用委员会（IACUC）批准后方可开展实验。动物实验开展后，从实验开始准备至实验结束全过程需接受生物安全实验室管理部门的监督。

（1）动物实验开展前，项目负责人需先取得《实验动物福利伦理审查报告》。

说明：《实验动物福利伦理审查报告》可由项目负责人所在单位的实验动物管理和使用委员会出具或委托其他单位的实验动物管理和使用委员会出具。

附件 1：实验动物福利伦理审查表。

（2）项目负责人需下载、填写并提交动物实验申请表至实验动物中心。

说明：《实验动物福利伦理审查报告》需随动物实验申请表一起提交。

附件 2：动物实验申请表。

（3）实验动物中心根据动物实验实施方案测算相关费用。

（4）项目负责人下载、填写、签字盖章并提交动物实验协议（一式四份）至实验动物中心。

附件 3：动物实验协议。

（5）实验动物中心向项目负责人返还动物实验协议。

（6）项目负责人需按动物实验协议向实验动物中心支付实验相关费用。

（7）实验人员接受动物实验培训。

说明：实验人员必须是动物实验申请表里已经备案的人员，若动物实验申请表中的实验人员发生变更，应及时向实验动物中心报备。

附件1：

实验动物福利伦理审查表
Application Format for Ethical Approval for Research Involving Animals

受理编号：

批准文号：

初审 第 次审查

（一）申请者基本情况

实验名称 Protocol Title				
资金来源 Fund Source			拟实验时间 Period of Protocol	
动物种系 Species or Strains			数量 Quantity	
申请人姓名 Applicant			职称/学位 Title/Degree	
院系（部门） Department		电话 Telephone	邮箱 Email	
实验负责人 Principle Investigator			职称/学位 Title/Degree	
院系（部门） Department		电话 Telephone	邮箱 Email	

（二）实验人员基本情况

姓名 Name	性别 Gender	岗位证书编号 No. of Certification	是否经过动物实验培训 Have Received Animal Experiment Training

（三）拟使用动物基本情况

拟使用的 动物品系	动物级别	年龄	体重	数量		供应单位及 许可证编号
				雄	雌	

（四）动物实验的意义

1.动物实验的目的、必要性、意义和实验设计方案：

2.动物实验最终的预期收益,益处是否多于害处？

（五）动物实验条件

现有动物实验设施条件是否满足即将开展的动物实验？

（六）动物实验方案

实验批次	
动物总数量	
实验分组计划	
造模方法	
给药种类、剂量、途径、时间	
实验周期	
预期伤害	

（七）动物处死方法和动物尸体处置方案

（八）该实验是否使用有毒（害）物质（感染、放射、化学毒或其他）？

☐否

☐是，是否采取了相应的安全措施？详细说明：

（九）如对伦理审查有特殊要求，请说明（例如需要某一委员回避等）

有关实验动物福利伦理审查的补充说明（若没有，请填写无）：

信息公开和保密要求（说明哪些信息需要保密，哪些信息可以公开）：

伦理委员会回避成员名单（若没有，请填写无）：

（十）承诺

（1）我承诺将严格遵守国家科学技术委员会制定的《实验动物管理条例》、中华人民共和国科技部发布的《关于善待实验动物的指导性意见》、中国疾病预防控制中心发布的《关于非人灵长类动物实验和国际合作项目中动物实验的实验动物福利伦理审查规定》。

（2）我承诺该申请表的内容真实无误。

项目负责人签字（章）：

年　　月　　日

审 查 结 果
(Result of Inspection)

（一）基本情况

实验名称 Protocol Title				
资金来源 Fund Source			拟实验时间 Period of Protocol	
动物种系 Species or Strains			数量 Quantity	
申请人姓名 Applicant			职称/学位 Title/Degree	
院系（部门） Department		电话 Telephone	邮箱 Email	
实验负责人 Principle Investigator			职称/学位 Title/Degree	
院系（部门） Department		电话 Telephone	邮箱 Email	

（二）是否通过

□通 过

□修正通过

修正意见：

□不通过

修改意见：

实验动物福利伦理委员会

主席（或授权人）签字（章）：

年　　月　　日

实验项目变更审查表
Amendment of Approved IACUC Protocol

变更号：

实验名称 Protocol Title				
资金来源 Fund Source		拟实验时间 Period of Protocol		
动物种系 Species or Strains		数 量 Quantity		
申请人姓名 Applicant		职称/学位 Title/Degree		
院系(部门) Department		电话 Telephone	邮箱 Email	
实验负责人 Principle Investigator		职称/学位 Title/Degree		
院系(部门) Department		电话 Telephone	邮箱 Email	

变更的具体内容与原因(可附修正说明)：

实验负责人签字：

年　　月　　日

项目负责人签字：

年　　月　　日

注:已通过实验动物福利伦理审查的项目涉及内容变更时,应在实施前填写此表申请审查和批准。

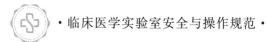

审 查 结 果
（Result of Inspection）

（一）基本情况

实验名称 Protocol Title				
资金来源 Fund Source			拟实验时间 Period of Protocol	
动物种系 Species or Strains			数量 Quantity	
申请人姓名 Applicant			职称/学位 Title/Degree	
院系（部门） Department		电话 Telephone	邮箱 Email	
实验负责人 Principle Investigator			职称/学位 Title/Degree	
院系（部门） Department		电话 Telephone	邮箱 Email	

（二）是否通过

□通过

□修正通过

修正意见：

□不通过

修改意见：

实验动物福利伦理委员会

主席（或授权人）签字（章）：

年　　月　　日

附件 2：

动物实验申请表

一、项目人员信息

1. 项目负责人信息

姓名： 所在单位及部门：

手机： 办公电话： 电子邮箱：

2. 项目联系人信息

姓名： 手机： 电子邮箱：

二、动物实验项目基本信息

1. 实验项目名称：

2. 经费来源（包括课题号和基金号）：

3. 预计实验项目开展时间： 年 月 日至 年 月 日

4. 参与该实验项目的全部人员信息

姓名	性别	职工/学生	电话	实验动物从业人员岗位证书编号

注：实验动物从业人员岗位证书须在有效期内。

5. 所需实验动物

实验批次	拟使用的动物品系	数量		动物级别	拟开始动物实验的起止时间	实验环境级别	供应商名称及生产许可证编号	审批人意见
		雄	雌					

三、风险评估及费用测算依据

1. 生物风险

（1）病原微生物或样本名称：_____。

（2）在《人间传染的病原微生物目录》中危害程度分类：

□第一类 □第二类 □第三类 □第四类 □未在目录内

（3）在《动物病原微生物分类名录》中分类：

□一类 □二类 □三类 □四类 □未在名录内

（4）如不在上述（2）（3）内（如新发病原菌、病毒疫苗株等），请提供生物危害证明文件。

（5）本实验是否为感染性实验：

☐是　　　　　　　　☐否

（6）本实验中病原微生物或样本是否灭活：

☐是　　　　　　　　☐否

（7）在《人间传染的病原微生物目录》中生物安全实验室级别分类：

①动物感染性实验

☐ABSL-1　　　　　　☐ABSL-2

②未经培养的感染材料的操作

☐ABSL-1　　　　　　☐ABSL-2

③灭活材料的操作

☐ABSL-1　　　　　　☐ABSL-2

④样本检测

☐ABSL-1　　　　　　☐ABSL-2

2．化学风险（含毒物、致癌药物）

☐无

☐有，请说明：

3．放射风险

☐无

☐有，请说明

4．动物实验操作及步骤

（1）实验目的：

（2）实验材料：

（3）实验方案（包括分组、造模方法、给药途径、实验周期等）

实验 批次	动物总 数量/只	实验分组计划	造模方法	给药途径	实验周期/天

5. 费用

批次	数量/只	笼位数/个	实验周期/天	笼位×天数	饲养费用/元
第一批					
第二批					
第三批					
第四批					
……					
合 计					

四、实验动物福利伦理审查报告

说明:须以附件方式提供(原件或复印件)。

本人保证以上所填信息完全属实。

项目负责人签字:

申请日期:

附件3:

动物实验协议

甲方:

乙方:

为确保科研项目的顺利开展,保证实验动物和动物实验的质量,维护公共卫生安全,经甲乙双方协商,根据乙方(项目负责人)开展的_____项目(项目名称)中涉及动物实验服务内容,达成以下协议:

一、甲方权利和义务

(1) 动物实验开展前,需向甲方提交动物实验申请表。

(2) 甲方保证动物实验场所、实验设施、生产设施及环境设施的各项指标符合国家标准。

(3) 甲方负责各种饲料、饮水、垫料和笼具的消毒及供给以及实验动物的日常饲养管理工作。若乙方自行购买实验动物,则需提供实验动物合格证及供应单位的实验动物生产许可证等相关文件,若乙方委托甲方购买符合要求的实验动物,乙方须向甲方支付实验动物购买费等相关费用。

(4) 甲方负责在动物实验结束后,提供动物实验费用清单,乙方根据收费标准支付相关费用,明细如下:

实验动物购买费:_____元/只×_____只,共计_____元(大写_____元)。

实验动物饲养费:_____元/只×_____只,共计_____元(大写_____元)。

动物实验操作费:_____元/只×_____只,共计_____元(大写_____元)。

以上,共计_____元(大写_____元)。

(5) 未进行任何实验处理状态下的实验动物,由于机体应激、动物间相互撕咬或其他不明原因等造成死亡,若死亡率处于正常范围,乙方实验动物在此范围内的死亡,甲方不承担任何责任。

（6）因甲方提供的环境未达到国家标准，并导致实验动物患病，并经检验确定是由于甲方管理人员未按标准操作规程进行操作造成实验动物死亡，甲方承担责任。

（7）由台风、地震、洪水等不可抗力因素造成的动物伤亡，甲方不承担责任。其他情况造成的动物伤亡由甲、乙双方共同协商解决。

二、乙方权利和义务

（1）乙方需保证动物实验操作人员持有实验动物从业人员岗位证书或动物实验技术人员资格认可证书，并在有效期内。乙方实验人员必须严格遵守甲方的规章制度、管理规定及标准操作程序，如有违反造成的损失由乙方实验人员承担。

（2）为保障甲、乙双方实验人员的健康，避免实验对环境造成污染，在甲方开展动物实验的乙方人员，对自行带来的实验用材料，必须向甲方说明具体用途和注意事项，由甲方代为处理后进入动物实验中心。

（3）经检验确认是由于乙方实验人员进行的实验技术处理和其他实验刺激导致实验过程中动物死亡等问题，由乙方承担责任。如由乙方造成的除自身损失外的环境污染或临近其他区域动物死亡等，损失由乙方承担。

（4）因工作调整等原因，动物实验申请表中的实验人员等信息需要变更时，乙方须以书面形式及时向甲方提出申请。

三、付款方式

（1）甲方付款信息

账户名称：　　　　　　　　　开户银行：
地　　址：　　　　　　　　　账　　号：

（2）甲方收到乙方支付的全部费用后，乙方方可开展动物实验。

四、违约责任

（1）协议正式签订后，任何一方不履行或不完全履行本协议约定条款的，即构成违约，违约方应承担违约责任。

（2）乙方在进行动物实验的过程中应注意保护甲方实验室的设备、设施等，如在实验过程中造成甲方实验室设备、设施等损坏的，乙方需赔偿损失。

五、争议的解决

双方因履行本协议而发生的争议，应协商、调解解决。协商、调解不成的，确定按以下第2种方式处理：

（1）提交/仲裁委员会仲裁。

（2）依法向甲方所在地有管辖权的人民法院起诉。

六、其他

（1）本协议一式四份，甲方执两份，乙方执两份，均具有同等法律效力。

（2）本协议经双方法定代表人或授权代表签字并加盖公章后生效。

甲方（章）：　　　　　　　　　　　　　乙方（项目负责人所在单位盖章）：
法定代表人/授权代表签字：　　　　　　　法定代表人/授权代表签字：
时间：　　　　　　　　　　　　　　　　时间：

第三节 动物实验安全操作规范

一、实验动物的抓取和固定

实验动物的抓取和固定是动物实验操作中最基本的一项技术。为了保护饲养人员和科研人员的人身安全,需要对与实验动物繁殖及动物实验研究工作相关的实验动物的活动进行限制,使实验动物保持安静状态,以便对实验操作或实验动物情况进行准确记录。

1. 小鼠的抓取和固定

(1)捉拿前,先戴上手套。

(2)打开饲养笼,用手提起鼠尾,将小鼠放在鼠笼盖或实验台上。

(3)拉住鼠尾向后轻轻拖拽,使小鼠保持向前爬行状态,用另一只手的拇指和食指按压住小鼠颈背部,使小鼠全身及头部保持固定状态。

(4)在利用拇指及食指按压小鼠颈背部向前推进时,要捏住小鼠双耳和颈背部皮肤,使小鼠不容易挣脱,保证操作人员的安全。

(5)将小鼠颈背部皮肤及双耳捏住后翻转,另一只手抓住鼠尾使小鼠体位摆正,将小鼠置于原手掌心中,利用无名指或小指按压住鼠尾根部,保持小鼠身体平直。

2. 豚鼠的抓取和固定

(1)捉拿前,先戴上手套。

(2)捉拿时,先用手抓住豚鼠前肢及躯干,用另一只手托住豚鼠臀部并固定其后肢。

(3)操作人员将豚鼠平放在操作台上,并用双手分别固定住豚鼠的前肢和头部以及臀部和后肢。

3. 猴的抓取和固定

(1)在抓取猴的前夜,应对其禁食,以防止在对其进行麻醉时因为呕吐的食糜被吸入肺部而造成窒息。

(2)拉出笼子的拉杆,将猴轻轻固定在笼具门处,用双手固定住猴的上肢和下肢,固定过程中注意安全。

(3)根据实验需要给猴注射盐酸氯胺酮或其他麻醉药。

(4)在注射麻醉药后对猴持续观察,直至其丧失活动能力,在观察过程中如出现意外,需及时进行处理。

(5)待其彻底丧失行动能力后,从笼具中将其取出,随后进行相关实验操作。

4. 猪的抓取和固定

(1)在抓取猪的前夜,应对其进行禁食,以防止在对其进行麻醉时因为呕吐的食糜被吸入肺部而造成窒息。

(2)将猪驱赶到房间的角落,限制其活动。

(3)慢慢靠近并抓住猪的耳朵使其固定,在此过程中应注意安全,避免被其咬伤。

(4)根据实验需要给猪注射盐酸氯胺酮或其他麻醉药,选取耳后肌肉作为注射部位。

(5)在注射麻醉药后对猪持续观察,直至其丧失活动能力,在观察过程中如出现意外,需及时进行处理。

（6）待猪彻底丧失行动能力后，从房间中将其抬出，随后进行相关实验操作。

5. 兔的抓取和固定

（1）操作人员用一只手环抱住兔的躯干部位，不能直接用手抓其耳朵；用另一只手托住兔的臀部及后肢，防止其后肢蹬踏对操作人员造成伤害。

（2）将兔放入特定的固定盒中进行固定，随后对其进行相关实验操作。

二、实验动物标记

1. 染色法（品红、苏木素等）

（1）染色法适用于颜色较浅的动物，如大/小白鼠、白兔等。

（2）对动物相关部位的被毛涂抹染色液用以识别动物。

（3）当实验持续较长周期时，动物之间因为相互摩擦可能导致动物体表染色部位的被毛颜色变浅或消失，为使标记清晰，需在实验过程中不断补涂染液。

2. 耳孔法　将动物固定，利用耳标钳将号码直接固定在动物耳朵上进行标记；或直接在动物的耳朵上用打孔机打孔编号，根据动物耳朵上的打孔部位及打孔数量进行编号；或直接在动物的耳廓上用剪刀剪缺口，作为区分标记。

3. 剪毛法

（1）将动物固定，选择动物相关部位使用手术剪剪除动物被毛，并做好相应记录；因为剪毛不会对动物造成损伤，故不需要对动物进行麻醉。

（2）定期检查动物编号，对被毛恢复的动物重新剪毛。

4. 芯片法

（1）将动物固定，选择相关部位（如头颈或背部）利用一次性芯片注射器进行芯片注射，需防止芯片因意外原因而脱落。

（2）注射后用手触摸注射部位，确认芯片是否准确注入预定位置。

（3）用扫描器监测芯片，检查读数是否正常。

（4）对动物注射部位及编号做好相关记录。

三、实验动物麻醉

实验动物外科手术较常采用的麻醉方法有两种：局部麻醉和全身麻醉。

1. 局部麻醉

常用局部麻醉药：盐酸普鲁卡因、盐酸利多卡因、盐酸卡多因等。

常用局部麻醉方法：表面麻醉和局部浸润麻醉。

（1）表面麻醉。

①麻醉部位：眼结膜及角膜、鼻、口、直肠黏膜。

②麻醉方法：将麻醉药滴入、填塞或喷雾于麻醉部位。

③可多次用药。

（2）局部浸润麻醉：将针头插至皮下，边推注麻醉药边将针头推进至所需的深度及长度。

2. 全身麻醉

（1）需要对动物进行复杂或难度较大的手术时，可选择全身麻醉。对动物进行全身麻醉时，动物会表现出镇静、无痛、肌肉松弛、意识消失等麻醉状态。

（2）常用的麻醉方法：注射麻醉和吸入麻醉，注射麻醉常用的麻醉药包括盐酸氯胺酮、846

合剂及舒泰等。吸入麻醉常用的麻醉药一般为异氟烷,在麻醉前需要使用盐酸氯胺酮对动物进行诱导麻醉之后方可进行气管插管,并连接呼吸麻醉机。

(3)动物进行全身麻醉时常用麻醉药包括吸入麻醉药(异氟烷等)和注射麻醉药(舒泰等),为保证动物手术的顺利进行,麻醉药的种类及剂量可根据手术的情况进行合理选择。

四、实验动物给药

1. 消化道给药

(1)口服给药。

①将动物进行轻度麻醉,麻醉程度以其可以进行正常吞咽反射为准。

②打开动物口腔,用压舌板下压舌根,使得会厌暴露。

③在可视条件下使用手术钳将药片放至动物食道口,当动物在吞咽反射的作用下将药片咽下,则给药成功。

④后续持续观察动物直至完全苏醒,防止因为呕吐的食糜被吸入肺部而造成窒息等意外情况的发生。

(2)灌胃给药。

①将灌胃针头装在注射器上并将其拧紧,注射器抽取实验所需的给药量,倒置注射器并使其中空气全部排尽。

②固定动物,使动物全身(尤其从颈部到胸部)笔直伸展成一条直线。

③将灌胃针置于动物体前与躯体长轴平行,针头膨大处位于动物两肘部连线与长轴正中线的交点处,预量进针深度。

④将灌胃针插入动物口腔,并与动物身体长轴保持平行慢慢插入。当针头到达动物咽喉部时略有抵抗感,这时候将针头稍向腹侧移动即可进入食道。

⑤继续插入到达胃部后,若动物没有出现呼吸困难的症状,表示针头顺利进入胃部,此时可将药物缓慢注入动物胃内。

⑥如针头插入时感觉有阻力或推注时有药液从动物嘴角流出,则表示针头没有顺利插入胃内,必须将针头拔出重新缓慢插入。

2. 呼吸道给药

(1)滴鼻。

①小鼠单次滴鼻剂量为 $10\sim20\ \mu L$。

②单手固定小鼠,使用 $1\ mL$ 注射器或 $10\ \mu L$ 枪头将药液缓慢滴入小鼠鼻腔内。

③在将药液缓慢滴入小鼠鼻腔后,应将小鼠头垂直向上保持 $30\sim60\ s$,防止药液流出。

(2)雾化。

①将药液倒入雾化器的雾化小管内,将动物放置于动物固定管内,随即插入口鼻式暴露舱,仅对动物鼻部进行暴露。

②根据提前计算好的动物呼吸量设置给药参数,利用鼻式气溶胶暴露装置将药液变成气溶胶状态,从而方便动物吸入。

3. 涂布给药

(1)选择动物腹部皮肤或脊柱两侧躯干中间的部分皮肤进行给药,给药前需要先进行脱毛处理,根据实验需求确定脱毛部位和脱毛面积。

(2)先将给药部位的毛发用剪刀剪短,再选择对皮肤无刺激作用的脱毛药涂于其背部脊柱两侧1~2 min,随后用蘸有清水的纱布将其擦洗干净,或直接用剃毛刀剃毛。

(3)在脱毛后24 h内持续观察动物脱毛部位是否有破损、炎症、过敏等现象发生,若出现以上症状则表示不可给药。

(4)将给药部位用酒精棉球进行消毒。

(5)将动物固定,用蘸取药品的棉签在脱毛后的给药皮肤表面进行涂抹,随后用纱布及胶布将棉签固定住。

4. 注射给药

(1)小鼠皮下注射。

①将针头装在注射器上并将其拧紧,用注射器抽取实验所需的给药量,倒置注射器并使其中空气全部排尽。

②根据实验方案要求选取相关给药部位,如颈背部皮下。

③用手提起鼠尾,将小鼠放在鼠笼盖或实验台上,拇指和食指按压小鼠颈背部,使小鼠全身及头部保持固定状态。

④用酒精棉球对注射部位进行消毒,用拇指和食指提起小鼠的颈背部皮肤组织,呈三角形皱褶。

⑤将注射器针头从固定小鼠的拇指和食指之间的皮肤穿过,针头左右移动,待确认针头可活动后将药液注入。

⑥注射完毕后,将针头拔出,如有出血或漏液时,应用干棉球轻压注射部位,防止继续出血或漏液。

(2)小鼠皮内注射。

①选择脊柱两侧躯干中间的部分皮肤进行给药,给药前需要先进行脱毛处理,根据实验需求确定脱毛范围。脱毛时,先将小鼠给药部位的毛发用剪刀剪短,再选择对皮肤无刺激作用的脱毛药涂于其背部脊柱两侧1~2 min,随后用蘸有清水的纱布将其擦洗干净。

②操作人员用一只手将给药部位皮肤绷紧固定,另一只手持注射器,让注射针头的横断面朝上,针头与皮肤成约10°角沿表浅层刺入皮肤内,进针要浅,避免进入皮下。

③松开固定皮肤后,慢慢注入一定量药液,注入时会感到有很大的阻力,当药液注入皮内时,可见到注射部位表面马上鼓起小丘疹状的小包,同时因注射部位局部缺血,皮肤上的毛孔极为明显。小包如未很快消失,则证明药液确实注射在皮内,注射部位正确。

④注射后,注射器针头应稍事停留然后缓慢拔出,避免立即拔针将药液从注射部位带出。

(3)小鼠腹腔注射。

①将针头装在注射器上并将其拧紧,注射器抽取实验所需的给药量,倒置注射器并使其中空气全部排尽。

②用手提起鼠尾,将小鼠放在鼠笼盖或实验台上,拇指和食指按压小鼠颈背部,使小鼠腹部向上,头呈低位。

③用酒精棉球擦拭小鼠腹部,从小鼠后腿根部连线距离一侧1.5 cm处以45°角缓慢进针。

④注射后,为避免漏液,应轻微旋转针头,再缓慢拔出。

第四节 动物实验特殊操作中的安全操作规范

动物实验会产生多种感染性材料,在操作过程中需充分认识到潜在风险,提高生物安全防护意识,严格执行生物安全操作,从而实现有效控制。对感染性材料污染的清除和处理最可能直接导致人员手、面等部位污染。由于手和手套被污染而导致感染性物质的摄入及皮肤和眼睛的污染时常发生,也较易污染门把手、电话、书籍等公用环境。破损器皿的刺伤、使用注射器操作不当而扎伤可能引起感染。血液样本采集时可能因喷溅和产生气溶胶而导致呼吸道感染,或误入眼睛而发生黏膜感染等。

动物饲养过程及实验操作过程中的咬伤、抓伤及产生的气溶胶均可产生不同性质的感染。若动物在实验过程中产生感染性材料,在操作时应特别注意以下几方面。

(1)含有感染性材料的动物的实验操作应在生物安全柜中进行,并防止因操作不当而泄露到生物安全柜外地面。具体操作包括感染动物的解剖、组织的取材、采血及动物的病原接种。

(2)进行动物实验后,动物笼具应先进行消毒处理,然后清洗。

(3)进行动物实验后的污染物、动物垫料、一次性物品在拿出实验室前,应放入医疗废物专用垃圾袋中,并经高压蒸汽灭菌处理。

(4)实验后的动物尸体需装入双层医疗废物专用垃圾袋,随后按照规定放入动物尸体专用容器中,在用消毒液消毒容器表面后,运至解剖区域剖检。

(5)生物安全柜使用后,将消毒液喷洒在生物安全柜表面,然后用医用纱布擦拭、揩干。

(6)动物实验后,操作人员需按比例将废液沿容器壁缓缓倾倒入装有消毒液的容器中,在此过程中操作人员需戴护目镜,以防倾倒过程中废液溅入眼中。

(7)在实验过程中,如果有感染性材料溢洒到生物安全柜表面、地面以及其他地方,应及时用消毒液进行消毒处理。

(8)每天实验结束、离开实验室前,应用消毒液对门把手和地面等区域进行消毒处理。

(9)实验后的动物组织、垫料等废物在放入高压蒸汽灭菌器内时,需同时粘贴高压蒸汽灭菌指示条,根据高压蒸汽灭菌指示条的变化查看废物移出前是否达到灭菌要求。

(10)在处理含有病原微生物的感染性材料时,使用可能产生病原微生物气溶胶等科研设备后,如搅拌机、离心机、超声波粉碎仪等,必须对其进行灭菌处理。

第五节 废物及样本处理的安全规范

一、总则

(1)实验室废物处置的管理应符合国家、地区或地方的相关要求。实验室管理层应确保由经过适当培训的人员使用适当的个人防护装备和设备处理危险废物。废物处理的首要原则是所有感染性材料应在实验室内清除污染、高压蒸汽灭菌等。

(2)所有不再需要的样本、培养物和其他生物性材料应弃置于专门设计的、专用的和有标记的用于处置危险废物的容器内。生物废物容器的充满量不能超过其设计容量。

（3）不允许积存垃圾和实验室废物，已装满的容器应定期运走。在去污染或最终处置之前，应存放于指定的安全地方，通常在实验室区内。

（4）所有弃置的实验室生物样本、培养物和被污染的废物在从实验室取走之前，应使其达到生物学安全。生物学安全可通过高压蒸汽灭菌处理或其他被承认的技术达到。

（5）实验室废物应置于适当密封且防漏容器中安全运出实验室。

有害气体、气溶胶、污水、废液应经适当的无害化处理后排放，应符合国家相关的要求。动物尸体和组织的处置和焚化应符合国家相关的要求。

二、废物分类

（1）可重复使用或再使用，或按普通"家庭"废物丢弃的非污染（非感染性）废物。

（2）污染（感染性）锐器包括：皮下注射用针头、手术刀、刀子及破碎玻璃。这些废物应收集在带盖的不易刺破的利器盒内，并按感染性材料处理。

（3）通过高压蒸汽灭菌和清洗来清除污染后重复使用或再使用的污染材料。任何必要的清洗、修复应在高压蒸汽灭菌或消毒后进行。

（4）高压蒸汽灭菌后丢弃的污染材料。

（5）直接焚烧的污染材料。焚烧应得到公共卫生、环境保护部门以及实验室生物安全管理员的批准。

三、动物实验中废物的处理

动物实验过程中会产生很多废物，如动物的毛发、血液、分泌物、排泄物、各种组织样品、尸体，以及相关实验器具、废水、废料、垫料等，为避免其作为病原微生物载体对人员造成损害及环境污染，必须按照生物安全原则，根据不同特点和要求，对其进行严格消毒灭菌处置。

（1）血液和体液标本的处理：用于抗体、抗原、病原微生物、生化指标等检查的血液和体液，按照要求进行处理并检测，检测后的标本经 121 ℃、30 min 高压蒸汽灭菌处理。

（2）动物组织的处理：用于病原微生物分离的组织按照标准程序进行处理；用于病理切片的组织，需经过甲醛固定后再进行切片。剩余的组织需经 121 ℃、30 min 高压蒸汽灭菌处理。

（3）动物尸体的处理：在对实施安乐死之后的动物尸体进行取材后，将其送环境保护部门进行无害化处理前，需经 121 ℃、30 min 高压蒸汽灭菌处理。动物生物安全三级及以上级别的实验室，感染动物尸体需经室内消毒灭菌处置后，再经 ABSL-3 实验室双扉高压蒸汽灭菌器灭菌，才能移出实验室。

（4）动物咽拭子的处理：用于病原分离和 PCR 检测的咽拭子，按照要求进行病毒分离和 PCR 检测处理后，剩余的标本需经 121 ℃、30 min 高压蒸汽灭菌处理。

（5）病原分离培养物的处理：病原分离后的培养物，不论结果是阳性还是阴性，均需经 121 ℃、30 min 高压蒸汽灭菌处理。

（王　征　陈　实　张红艳）

附录 实验动物管理条例

(1988 年 10 月 31 日国务院批准 1988 年 11 月 14 日国家科学技术委员会令第 2 号发布 根据 2011 年 1 月 8 日《国务院关于废止和修改部分行政法规的决定》第一次修订 根据 2013 年 7 月 18 日《国务院关于废止和修改部分行政法规的决定》第二次修订 据 2017 年 3 月 1 日《国务院关于修改和废止部分行政法规的决定》第三次修订)

第一章 总 则

第一条 为了加强实验动物的管理工作,保证实验动物质量,适应科学研究、经济建设和社会发展的需要,制定本条例。

第二条 本条例所称实验动物,是指经人工饲育,对其携带的微生物实行控制,遗传背景明确或者来源清楚的,用于科学研究、教学、生产、检定以及其他科学实验的动物。

第三条 本条例适用于从事实验动物的研究、保种、饲育、供应、应用、管理和监督的单位和个人。

第四条 实验动物的管理,应当遵循统一规划、合理分工,有利于促进实验动物科学研究和应用的原则。

第五条 国家科学技术委员会主管全国实验动物工作。

省、自治区、直辖市科学技术委员会主管本地区的实验动物工作。

国务院各有关部门负责管理本部门的实验动物工作。

第六条 国家实行实验动物的质量监督和质量合格认证制度。具体办法由国家科学技术委员会另行制定。

第七条 实验动物遗传学、微生物学、营养学和饲育环境等方面的国家标准由国家技术监督局制定。

第二章 实验动物的饲育管理

第八条 从事实验动物饲育工作的单位,必须根据遗传学、微生物学、营养学和饲育环境方面的标准,定期对实验动物进行质量监测。各项作业过程和监测数据应有完整、准确的记录,并建立统计报告制度。

第九条 实验动物的饲育室、实验室应设在不同区域,并进行严格隔离。

实验动物饲育室、实验室要有科学的管理制度和操作规程。

第十条 实验动物的保种、饲育应采用国内或国外认可的品种、品系,并持有效的合格证书。

第十一条 实验动物必须按照不同来源,不同品种、品系和不同的实验目的,分开饲养。

第十二条 实验动物分为四级:一级,普通动物;二级,清洁动物;三级,无特定病原体动物;四级,无菌动物。

对不同等级的实验动物,应当按照相应的微生物控制标准进行管理。

第十三条 实验动物必须饲喂质量合格的全价饲料。霉烂、变质、虫蛀、污染的饲料,不得用于饲喂实验动物。直接用作饲料的蔬菜、水果等,要经过清洗消毒,并保持新鲜。

第十四条 一级实验动物的饮水,应当符合城市生活饮水的卫生标准。二、三、四级实验动物的饮水,应当符合城市生活饮水的卫生标准并经灭菌处理。

第十五条 实验动物的垫料应当按照不同等级实验动物的需要,进行相应处理,达到清洁、干燥、吸水、无毒、无虫、无感染源、无污染。

第三章　实验动物的检疫和传染病控制

第十六条　对引入的实验动物,必须进行隔离检疫。

为补充种源或开发新品种而捕捉的野生动物,必须在当地进行隔离检疫,并取得动物检疫部门出具的证明。野生动物运抵实验动物处所,需经再次检疫,方可进入实验动物饲育室。

第十七条　对必须进行预防接种的实验动物,应当根据实验要求或者按照《中华人民共和国动物防疫法》的有关规定,进行预防接种,但用作生物制品原料的实验动物除外。

第十八条　实验动物患病死亡的,应当及时查明原因,妥善处理,并记录在案。

实验动物患有传染性疾病的,必须立即视情况分别予以销毁或者隔离治疗。对可能被传染的实验动物,进行紧急预防接种,对饲育室内外可能被污染的区域采取严格消毒措施,并报告上级实验动物管理部门和当地动物检疫、卫生防疫单位,采取紧急预防措施,防止疫病蔓延。

第四章　实验动物的应用

第十九条　应用实验动物应当根据不同的实验目的,选用相应的合格实验动物。申报科研课题和鉴定科研成果,应当把应用合格实验动物作为基本条件。应用不合格实验动物取得的检定或者安全评价结果无效,所生产的制品不得使用。

第二十条　供应用的实验动物应当具备下列完整的资料:

(一)品种、品系及亚系的确切名称。

(二)遗传背景或其来源。

(三)微生物检测状况。

(四)合格证书。

(五)饲育单位负责人签名。

无上述资料的实验动物不得应用。

第二十一条　实验动物的运输工作应当有专人负责。实验动物的装运工具应当安全、可靠。不得将不同品种、品系或者不同等级的实验动物混合装运。

第五章　实验动物的进口与出口管理

第二十二条　从国外进口作为原种的实验动物,应附有饲育单位负责人签发的品系和亚系名称以及遗传和微生物状况等资料。

无上述资料的实验动物不得进口和应用。

第二十三条　出口应用国家重点保护的野生动物物种开发的实验动物,必须按照国家的有关规定,取得出口许可证后,方可办理出口手续。

第二十四条　进口、出口实验动物的检疫工作,按照《中华人民共和国进出境动植物检疫法》的规定办理。

第六章　从事实验动物工作的人员

第二十五条　实验动物工作单位应当根据需要,配备科技人员和经过专业培训的饲育人员。各类人员都要遵守实验动物饲育管理的各项制度,熟悉、掌握操作规程。

第二十六条　实验动物工作单位对直接接触实验动物的工作人员,必须定期组织体格检查。对患有传染性疾病,不宜承担所做工作的人员,应当及时调换工作。

第二十七条　从事实验动物工作的人员对实验动物必须爱护,不得戏弄或虐待。

第七章　奖励与处罚

第二十八条　对长期从事实验动物饲育管理,取得显著成绩的单位或者个人,由管理实验动物工作的部门给予表彰或奖励。

第二十九条　对违反本条例规定的单位,由管理实验动物工作的部门视情节轻重,分别给予警告、限期改进、责令关闭的行政处罚。

第三十条　对违反本条例规定的有关工作人员,由其所在单位视情节轻重,根据国家有关规定,给予行政处分。

第八章　附　则

第三十一条　省、自治区、直辖市人民政府和国务院有关部门,可以根据本条例,结合具体情况,制定实施办法。

军队系统的实验动物管理工作参照本条例执行。

第三十二条　本条例由国家科学技术委员会负责解释。

第三十三条　本条例自发布之日起施行。

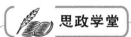 思政学堂

要从保护人民健康、保障国家安全、维护国家长治久安的高度,把生物安全纳入国家安全体系,系统规划国家生物安全风险防控和治理体系建设,全面提高国家生物安全治理能力。

——习近平在中央全面深化改革委员会第十二次会议上发表重要讲话

第六章

临床医学实验室常规仪器安全操作规范

扫码看课件

第一节　生物安全柜的操作规范及使用注意事项

　　生物安全柜是临床医学实验室中广泛用于操作原代培养物、菌毒株以及诊断性标本等感染性材料的实验安全防护设备，以避免操作人员及实验室环境暴露于上述操作过程中可能产生的感染性气溶胶和溅出物。生物安全柜可分为Ⅰ级、Ⅱ级和Ⅲ级，共三类，以满足不同的生物研究和防疫要求（详细内容见第三章第二节）。

一、操作规范

　　（1）使用前，开启紫外灯 30 min 后，用 75% 酒精或适当的消毒剂消毒所有内表面。

　　（2）按照程序将物品尽量摆放于工作区两侧或靠近工作台后缘的位置，并使其在操作中不会阻挡后部格栅。根据操作习惯，宜将实验物品按洁净区、操作区和污染区进行分区摆放（图 6-1）。注意，可产生气溶胶的设备（例如混匀器、离心机等）应尽量靠近生物安全柜的后部放置；废物袋、盛放废弃移液枪头的盘子以及吸滤瓶等体积较大的物品，应该放在生物安全柜内的某一侧。放入柜内的物品应用 75% 酒精进行表面消毒。

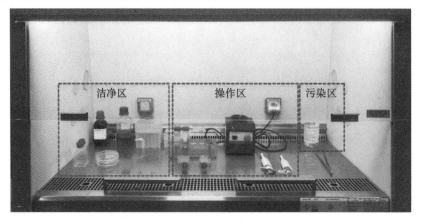

图 6-1　生物安全柜工作台物品摆放参照图

（3）在工作区域内，物品之间保持适当的间距。

（4）工作应该从干净的区域进行到污染的区域。

（5）工作结束后，保持风机继续运转 10～15 min，再移出柜内物品。

（6）用 75% 酒精或适当的消毒剂擦拭所有工作表面。

（7）关闭仪器。首先关闭风机、玻璃门，打开紫外灯消毒 30 min，以杀灭残留在生物安全柜内部的病菌，最后关闭电源。

二、使用注意事项

（1）生物安全柜在使用中，前玻璃挡板应不超过规定高度。

（2）生物安全柜应尽可能少放设备或标本。

（3）生物安全柜内不要使用明火，否则燃烧产生的热量会干扰气流，还会损坏生物安全柜的过滤器。可使用微型电加热器（图 6-2），但最好使用一次性无菌接种环。所有操作必须在工作台的中后部进行，并能通过玻璃挡板看到。

（4）操作者手臂不可频繁出入生物安全柜。绝不能让实验记录簿、废塑料包装物等堵住前格栅，所有操作都应在操作平面中部或后部、距前格栅 10 cm 以内进行。

（5）物品平行放置原则：放置在柜内的物品应尽量水平放置，避免回风过程交叉污染。

（6）避免振动原则：尽量避免使用振动仪器（如离心机、涡旋振荡器等），如果设备在运行过程中失去平衡，会造成实验污染，甚至感染操作人员。

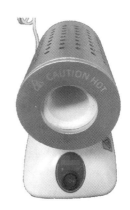

图 6-2 微型电加热器

（7）当气流警报响起时，立刻停止工作，并报告实验室安全负责人。

第二节 超净工作台的操作规范及使用注意事项

超净工作台是利用空气洁净技术，在操作台上的空间内形成局部洁净无菌状态的空气净化设备，用以确保实验操作免受外部环境的影响和防止环境污染。因此，超净工作台不等同于生物安全柜，超净工作台只保护工作区的样品免受外来污染，适用于实验室需要局部洁净无菌的操作。

一、超净工作台操作规范

（1）使用超净工作台之前，先清理操作台台面，放入实验所需试剂和物品（动植物、微生物材料不能放入），开启紫外灯 20～40 min 再关闭，启动风机，如需照明，开启日光灯。

（2）操作台内不允许存放不必要的物品，保持工作区的洁净气流流型不受干扰。

（3）有真菌感染的材料必须在真菌专用超净工作台进行操作，同时不能开启风机，以免菌丝污染实验室。

（4）使用酒精灯务必注意安全，灯盖必须完整，酒精灯内酒精体积不超过酒精灯容积 2/3，且不少于 1/4。进出超净工作台的手和前臂每次必须喷 75% 酒精，等酒精挥发后再接近酒精灯，防止着火。如果不慎碰倒酒精灯致酒精洒在台面上燃烧，应保持冷静，用湿抹布覆盖在燃烧的酒精上灭火。如果情况比较危急,呼救并及时用灭火器灭火。

(5)操作结束后,清理操作台面,收集各废物,用清洁剂及消毒剂擦拭消毒,关闭风机及照明开关,开启工作台紫外灯,照射消毒 30 min 后关闭,最后切断电源。

二、超净工作台使用注意事项

(1)使用超净工作台时,严禁将移门开启高度超过安全高度,否则会造成人体伤害。

(2)超净工作台内酒精起火是超净工作台使用中最大的安全隐患。

(3)注意保持房间干净整洁。

(4)超净工作台空气过滤器每年更换一次,如果堵塞严重的,可适当缩短更换周期。

(5)超净工作台内尽量减少使用酒精灯,其燃烧产生的热量会干扰超净工作台的气流,而且增加了火灾隐患。允许使用微型电加热器,但最好使用一次性无菌接种环。

三、酒精灯安全使用注意事项

酒精灯起火甚至爆炸导致的安全事故是实验室常见的安全隐患,也是导致超净工作台安全事故的主要原因。超净工作台内起火不仅会导致仪器烧毁,造成经济损失以及影响正常工作,而且可能引发实验室火灾,甚至造成人员伤亡。因此,正确规范地使用酒精灯是超净工作台安全使用以及实验室安全培训的基本要求。现将实验室酒精灯安全使用注意事项归纳如下。

(1)移动酒精灯前,必须用灯帽盖灭火焰;禁止向点燃的酒精灯添加酒精,添加酒精时宜远离超净工作台(最好在水槽边进行),防止洒出的酒精埋下火灾隐患。

(2)点燃酒精灯前,必须保证酒精灯内酒精体积不少于酒精灯容积的 1/4 且不超过 2/3,同时检查酒精灯灯芯的固定情况,以防因灯芯掉落引起酒精灯内爆燃。(注:酒精体积超过酒精灯容积的 2/3 时,可能因点燃时酒精挥发、膨胀外溢而失火;酒精体积少于酒精灯容积的 1/4 时,可能因酒精灯内充满的酒精蒸气与空气形成爆炸混合物,在点燃时引起爆炸。)

(3)灯芯长度不宜过短,一般浸入酒精后还要长 5 cm 以上,酒精灯外部的灯芯长度不能过高或过低,宜控制在 0.3～0.5 cm;且灯芯顶端要平整,不平整或已烧焦时,应剪平并除去已烧焦部分。(注:外部灯芯过短会导致空气进入酒精灯内,点燃灯芯时会发生爆燃,使灯芯喷出,把超净工作台上方的高效滤膜点燃。)

(4)用 75%酒精喷双手以及手臂后,待酒精挥发后再点燃酒精灯,以防引火上身,造成烧伤。

(5)当酒精灯小范围起火时,不要慌张,迅速用湿毛巾或者灭火毯将火焰盖灭(禁止用水灭火,以防冲散酒精扩大火势),必要时使用灭火器。如果火情严重,应立即撤离,并向学院、保卫处以及消防部门报告。

第三节　通风柜的操作规范及使用注意事项

通风柜又称通风橱,主要用途是排风和换风,减少实验者与有害气体的接触,保护实验者的安全,防止实验中的有毒、有害物质向实验室内扩散。

一、操作规范

（1）使用前应检查照明、排水、排风等各种开关及管路是否正常，确保通风柜能正常工作。

（2）实验开始前，打开照明开关和风机开关，先开启排风，并选择合适的风速。

（3）使用过程中，实验装置、物品等，应放在通风柜内柜台面，在距离操作口大于15 cm的区域进行操作，不宜在通风柜内放置过多的仪器、试剂等，以免导致通风柜排气不顺畅。

（4）实验过程中，调节玻璃视窗至合适高度，一般保持推至手肘部位，使胸部以上受到玻璃视窗的保护；不操作时，玻璃视窗应打开10～15 cm。

（5）实验完毕，应及时清理台面和仪器，并让排风机继续运转1～2 min，以确保柜内有毒气体和残余废物全部排出。

（6）关闭通风柜内电源以及水、电开关及风机开关，关闭总电源，并将玻璃视窗降至最低位置。

二、使用注意事项

（1）禁止在实验时将头伸进通风柜内操作或查看。

（2）禁止在通风柜内存放或实验易燃、易爆物品。

（3）实验完毕，清理通风柜台面，禁止长期堆放实验器材或化学试剂等。

（4）若通风柜内着火，应立即关闭排风。

（5）使用时，注意勿将杂物倒入通风柜的小水槽，以免造成管道堵塞。

第四节　高压灭菌器的操作规范及使用注意事项

高压灭菌器是临床医学实验室的常规灭菌设备，适用于大多数医用器械与材料，包括手术器械、实验材料、消毒衣巾及布类敷料等。高压灭菌器按样式和尺寸可分为手提式高压灭菌器、立式压力灭菌器、卧式高压灭菌器等。

一、操作规范（以立式压力灭菌器为例，图6-3）

（1）在将灭菌器械放入前，先依次用清洁剂和蒸馏水清洗干净需要灭菌的器械。

（2）将不同类别的器械分别置于灭菌提篮，器械之间应留有适当的间隙便于蒸汽通过。

（3）试管、玻璃瓶等的灭菌应使开口向下，竖直放置，以便于空气的排出和蒸汽的进入。

（4）应选用透气性良好的包装材料，如灭菌袋、灭菌纸、薄纱织物等，包裹需要灭菌的器械。

（5）橡胶管灭菌：将清洗干净的橡胶管，放置在清洁的灭菌托盘上，并确保橡胶管呈两端开口的空心管道，无任何急拐弯、扭曲、扭结等。

（6）敷料包灭菌：将敷料包垂直放在托盘上，避免与灭菌器内壁接触。

（7）培养基灭菌：使用耐热玻璃瓶，培养基装载量不超过容积的1/2，且使用透气性良好的瓶塞或灭菌纸将容器封口。

（8）待所有需灭菌器械放置完毕，盖紧盖子，打开电源，查看各指示灯是否正常，选择、运行灭菌程序，按启动键，程序自检正常后运行灭菌程序。

（9）待灭菌完成后，温度降至60 ℃以下（锅内压力为0）的情况下才能打开盖子，取出已灭

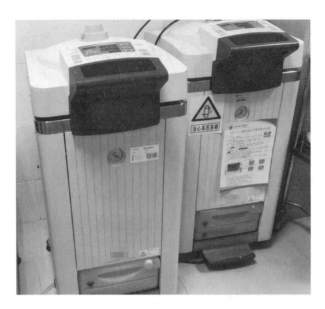

图 6-3　立式压力灭菌器

菌的器械。

（10）断开电源，做好登记。

二、使用注意事项

（1）在压力降至 0 前，禁止打开灭菌器盖子。

（2）压力表显示异常时，应立即停止使用。

（3）待温度降至 80 ℃以下（锅内压力为 0）才能打开灭菌器盖子，以防被灭菌室内的蒸汽烫伤。

（4）放置灭菌器械不宜太密集，应留出适当的间隙，同时注意不要碰触损伤内胆中的温度探头。

（5）灭菌前查看放气瓶中的水位标记，当高于"HIGH"标记时，应将水倒出至"LOW"标记。

（6）灭菌前检查灭菌锅内的水位，当水位低于底盘中心的横杠时，应补加适量蒸馏水至漫过横杠即可。

（7）为避免阻塞管系，应经常换水；该设备准备长时间停用时，要将灭菌锅内的水排空。

第五节　离心机的操作规范及使用注意事项

离心机是利用离心力分离液体与固体颗粒或液体与液体的混合物中各组分的仪器。离心机用于各种生物样品（如微生物菌体、细胞器、大分子蛋白质、酶反应液或各种提取液）的分离和制备，按转速主要分为低速、高速及超速离心机（表 6-1 和图 6-4）。此外，按照控制温度不同，离心机可以分为常温离心机和低温离心机，低温离心机带有制冷系统，最低能够控制温度至－20 ℃。一般来说，常温离心机不带制冷系统。高速和超速离心机带有制冷系统和温控系统。

表 6-1 离心机的分类

分 类	转速/(r/min)	用 途
低速离心机	< 8000	收集易沉降的大颗粒物质,如酵母细胞等
高速离心机	8000～30000	收集微生物、细胞碎片、细胞、大的细胞器、硫酸沉淀物以及免疫沉淀物等
超速离心机	> 30000	用于分离细胞器、病毒、核酸、蛋白质、多糖等,甚至能分开分子量大小相近的 DNA 等

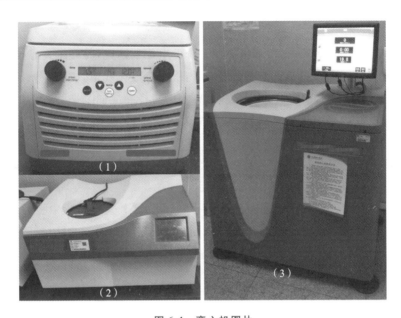

图 6-4 离心机图片
(1)低温高速离心机;(2)台式超速离心机;(3)立式超速离心机

离心机是生命科学研究的基础仪器之一,运行时产生的机械力较大,操作不规范造成的破坏性强。

一、低速离心机

1. 操作规范

(1)打开电源开关,进入待机状态。

(2)选择合适容量的转头。离心时离心管所盛液体不超过离心管总容量的 2/3,以防止液体溢出,使用前后要注意转头内有无泄漏的液体,保持离心机的转头干燥。转换不同转头时应注意使离心机转轴和转头的卡口卡牢。

(3)将平衡好的离心管对称放入转孔内(图 6-5),保证离心管平衡误差在 0.1 g 以内,盖好转头盖子并拧紧螺丝。

(4)设置离心参数。

(5)按下离心机盖门,确保离心机门盖牢。

(6)按"启动"(START)键,机器开始运行,离心开始后应等离心速度达到预设速度后再离开,一旦发现离心机有异常(如不平衡而导致机器明显振动,或噪声很大),应立即按"停止"(STOP)键,不能先关"电源"(POWER)键。

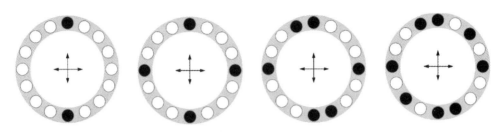

图 6-5　离心机对称配平示意图

（7）操作完毕应认真填写仪器工作记录。

2．使用注意事项

（1）机体应始终处于水平位置，外接电源系统的电压要匹配，并要求良好接地。

（2）开机前应检查转头安装是否牢固，转头内是否有液体残留，机腔有无异物。

（3）样品应严格平衡，使用离心筒离心时，离心筒与样品应同时平衡。

（4）离心挥发性或腐蚀性液体时，应使用带盖的离心管，并确保液体不外漏，以免腐蚀机腔或造成事故。

（5）严格按转子允许的转速设置转速，严禁超过转子设计规定的最高转速运行。

（6）转子、离心管有擦伤或裂纹时严禁使用。

（7）离心机运行时未达到预设速度不得移动离心机，严禁运行过程中将门盖打开。

（8）离心机如有噪声或机身振动时，应立即按"停止"（STOP）键，及时排除故障。

（9）定期清洁离心机腔体和转头，对机器各项性能进行检修。

二、低温高速离心机

1．操作规范

（1）打开电源开关，进入待机状态。

（2）选择合适转头，使离心机转轴和转头的卡口卡牢。

（3）低温离心时，提前预冷离心机 5～10 min。

（4）把平衡好的样品对称放在转子上，盖上合适的盖子，拧紧螺栓。

（5）关上离心机的门盖，确认左右两个锁扣均已平衡关上。

（6）设置离心机的参数。

（7）再次检查确认所有参数无误，确定离心机的门盖已上锁，然后按"开始"（START）键。

（8）离心完毕，取出样品，再取出转子用干布擦干内部装置，擦干转子的孔。在离心机未完全干燥之前，不要盖上离心机的门盖。

（9）离心过程如有噪声或机身振动时，应立即按"停止"（STOP）键，即时排除故障。

（10）每次离心完毕，要认真填写仪器工作记录。

2．使用注意事项　除应遵循低速离心机使用注意事项，还须遵循以下几点。

（1）日常使用中，特别是进行低温离心间隙，应将离心机门盖盖好，防止产生过多冷凝水，损害离心机机腔。

（2）使用结束后，关闭离心机开关，并敞开离心机门盖，用洁净柔软的脱脂棉或毛巾擦拭离心机机腔，待离心机腔内温度与室温平衡后方可盖上机盖。

三、低温超速离心机

1. 操作规范

（1）打开电源开关，打开离心机机腔门盖，准备安装转子。

（2）装入样品，将装有样品的离心管放入相应水平转子的吊桶中，将吊桶悬挂在水平转子上。

（3）放置转子：双手握紧转子边缘将转子提起，对准离心机转轴轻轻放置，再次检查所有吊桶是否悬挂好，确认放好后关上机腔门盖。

（4）设置参数，在触摸屏主页面上选择所用转子的型号、离心转速、离心时间及离心温度。

（5）确认样品、离心管、转子等安装无误后，在显示器操作页面按下"开始"（START）键，仪器即开始按设定程序运行。

（6）离心结束，当离心机蜂鸣器提示离心结束时，按操作页面中的"释放真空"按钮，排放离心腔真空，直至恢复常压。

（7）打开离心机机腔门盖，取出转子和离心管，保持离心腔内洁净干燥。

（8）关闭离心机，用软布擦拭转子和吊桶，关上机腔门盖，最后关闭电源。

（9）操作完毕，认真填写仪器工作记录。

2. 使用注意事项　低温超速离心机转速高，产生的离心力大，使用不当或缺乏定期的检修和保养都可能发生严重事故，因此使用低温超速离心机时必须严格遵守操作规程。在操作过程中应注意以下事项。

（1）使用环境注意事项。

①超速离心机使用环境温度为 10～35 ℃，湿度低于 80%。

②仪器安装调试完成后，不要擅自移动仪器导致其失去平衡。

（2）转子使用前检查。

①每个转子有其最高允许转速和累积使用时间，使用时须查阅说明书，不得过速使用。每个转子都要配备一份使用档案，记录累积使用时间，若超过了该转子的最长使用时间，则须按规定降速使用。

②转子必须保持清洁，必要时需用试管刷清洁内部，不能使用硬毛刷或顶端带钢丝的刷子清洗转子，以防转头受损和腐蚀。

③转子锁盖的螺纹处和水平转子的吊桶处需要每月上润滑油进行维护，转子锁盖和离心腔体上有密封圈，需要使用密封硅脂进行维护。

（3）离心瓶使用注意事项。

①按说明书要求将热封管、指封管、薄壁管、厚壁管或离心瓶密封。防止样本泄漏对转子和离心机造成损伤。

②检查所有离心瓶盖子和瓶塞圈是否干燥和润湿，以确保其密封性。

③对称离心的离心管内介质必须一致。要对称平衡，或对称平衡在 1/1000 g 以上。转速越高，平衡精确度要求越高。

④水平转子一定按照要求将所有吊桶按数字顺序全部挂上，无样品的吊桶不能放入空离心管。

⑤离心瓶在使用前应检查是否有损坏或裂纹，以免发生离心瓶在离心过程中漏液损伤转

子和离心机的现象。

⑥对于所有离心瓶的清洗和灭菌,以及样本溶液的要求,请查看离心瓶的化学抗性说明。

(4) 仪器使用注意事项。

①离心过程中不得随意离开,应随时观察离心机显示器上的数据是否正常,如有异常,应立即停机检查,及时排除故障。

②每次使用后,必须仔细检查转子和吊桶,并及时清洗、擦干,转子是离心机的重要部件,搬动时要小心,不能碰撞,避免造成伤痕。

③每次离心完成后必须取出转子,将冷凝水擦干,以免对离心机产生腐蚀,造成损伤。

第六节　烘箱的操作规范及使用注意事项

烘箱又称干燥箱,一般按干燥方式的不同可分为真空干燥箱和鼓风干燥箱(图6-6)。实验室所用烘箱一般指鼓风干燥箱。它利用循环风机吹出热风,保证箱内温度平衡,通过高温烘干放入其内的物品。但高温容易导致样品不稳定,使样品发生氧化和分解等。因此,干燥热敏性易分解和易氧化的样品时,可选择真空干燥箱。真空干燥箱采用真空泵将箱内的空气抽出,或向内部充入惰性气体,从而降低高温对样品的破坏,同时也可对一些成分复杂的样品进行快速干燥。

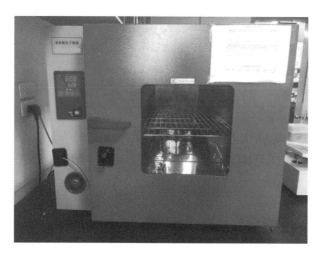

图 6-6　鼓风干燥箱

一、鼓风干燥箱操作规范

(1) 把需干燥处理的物品放入干燥箱内,物品之间应存一定空间,保持箱内气流畅通,然后关闭箱门。

(2) 风门调节,根据干燥物品的潮湿程度,将风门调节旋钮旋到合适位置。

(3) 打开电源及风机开关。此时电源指示灯亮,电机运转。控温仪显示经过"自检"过程后,PV屏应显示箱内测量温度。SV屏应显示使用中需干燥的设定温度,此时干燥箱即进入工作状态。

(4) 设定所需温度与时间,设备即按设定参数自动运行。

（5）干燥结束后,关闭电源开关,待箱内冷却至室温后,取出箱内干燥物品。

二、鼓风干燥箱使用注意事项

（1）干燥箱周围不能放置易燃、易爆物品。

（2）该设备属大功率高温设备,使用时要注意安全用电,按照干燥箱耗电功率选择合适容量的电源开关,防止火灾、触电及烫伤等事故。

（3）在使用干燥箱时,温度不要超过干燥箱的最高设定温度。

（4）物品摆放不能太密集,禁止在干燥箱设备散热板上放置物品,以避免影响热气流向上流动,禁止烘干易燃、易爆、易挥发及有腐蚀性的物品。

（5）不要在干燥箱加热状态下放置物品,防止烫伤。

（6）当需要观察干燥箱内样品情况时,可透过玻璃门观察,以少开箱门为宜,避免影响恒温。特别是当干燥箱在 200 ℃以上时,开启箱门可能使玻璃门温度骤降而破裂。

（7）鼓风干燥箱在加热恒温的过程中必须将吹风机开启,不然影响箱内温度的均匀性,进而损坏加热元件。

（8）干燥箱温控一旦失灵,造成干燥箱中物料温度过高自燃时,需进行以下操作:①立即关闭加热开关,关闭电源;②不得立即打开干燥箱门(遇氧气即燃烧),同时向院(系)、保卫处以及消防部门报告;③进行外部强制冷却,如有明火,利用现场灭火器材进行扑救。明火扑灭后,应注意防止复燃;④通电状态下,禁止用手触及箱体电器部位,禁止用湿布及水进行扑灭、冲淋等。

（9）使用后应及时关掉电源,确保安全。

（10）干燥箱内外要打扫洁净。

（11）每天做好设备使用检查记录。

三、真空干燥箱操作规范

（1）将需要干燥的物品均匀放入真空干燥箱内。

（2）关紧箱门,使箱门与硅胶密封条紧密结合,关闭放气阀。

（3）将真空泵与真空阀连接,开启真空泵,开始抽真空。

（4）抽完真空后,先将真空阀门关闭,如果真空阀门关不紧,请更换,然后再将真空泵电源关闭或移除(防止发生倒吸现象)。

（5）根据物品不同潮湿程度,选择不同干燥时间;每隔一段时间观察真空表、温度表和箱体内的变化。如果干燥时间较长,真空度下降,可再进行抽气操作,恢复真空度。

（6）干燥结束后,应先将放气阀打开,解除箱内真空状态,再打开真空干燥箱箱门,取出物品。

四、真空干燥箱使用注意事项

（1）真空箱外壳必须有效接地,以确保使用安全。

（2）为了延长真空泵使用寿命,当真空度达到干燥物品要求时,可以先关闭真空泵,待真空度下降后,再次开启真空泵恢复真空度。在关闭真空泵时,应先关闭真空阀,再关闭真空泵电源,否则真空泵油会倒灌至箱内。

（3）干燥的样品若潮湿,需在真空箱与真空泵之间加入干燥过滤器,以防止潮湿气体损伤真空泵。

（4）真空箱无防爆、防腐蚀装置,不得干燥易燃、易爆、易产生腐蚀性气体的物品。

第七节　冷冻干燥机的操作规范及使用注意事项

　　冷冻干燥机(图 6-7)又称真空冷冻干燥机。真空冷冻干燥就是把含有大量水分的物质,预先进行降温冻结成固体,然后在一定真空条件下使其中的水分从固态升华成气态,以除去水分而干燥物质的过程。由于整个干燥过程在较低温度下进行,被干燥物质在干燥前始终处于冻结状态,且冰晶均匀分布在物质中。升华过程不会因脱水而浓缩,避免水蒸气引起的起泡、氧化等副作用。冻干后样品呈多孔干海绵状,体积基本不变,易溶于水恢复原状,可最大限度地防止干物质的物理变性、化学变性和生物变性。因此,冷冻干燥机被广泛应用于医药、生物制品和食品行业,特别适用于药品和血液制品的制备与生产。

　　冷冻干燥机主要由制冷系统、循环系统、真空系统、控制系统等组成。

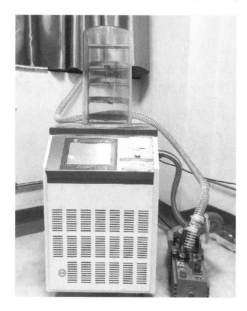

图 6-7　冷冻干燥机

一、操作规范

　　(1) 样品准备。制备样品应尽可能扩大其表面积,其中不得含有酸性、碱性物质和挥发性有机溶剂。

　　(2) 启动真空泵前,检查出水阀是否拧紧,充气阀是否关闭,有机玻璃罩与橡胶圈的接触面是否清洁无污物,良好密封。

　　(3) 打开冷冻干燥机箱左侧的总电源开关,气压数显为 110 kPa。按住控制面板上的总开关键 3 s 以上,温度数显为冷阱的实际温度。

　　(4) 启动制冷机,预冷 30 min 以上,待冷阱温度降至 -60 ℃以下。将样品放入样品架,盖上有机玻璃罩,并启动真空泵,真空度迅速下降,降至 20 Pa 以下为正常。

　　(5) 记录冷冻干燥机运行过程中冷阱温度和真空度数值。

　　(6) 结束冷冻干燥,开启控制面板的充气阀,并立即关闭真空泵。待冷冻干燥机内真空度恢复到大气压时,取下有机玻璃罩,取出样品。

(7) 关闭制冷机,然后关闭冷冻干燥机的电源开关。等冷阱中的冰完全融化后,打开机箱左侧的出水阀放水,并用干抹布清洁冷阱内壁,罩上有机玻璃罩防尘。

二、使用注意事项

(1) 样品制备应尽可能扩大其表面积,增加干燥效率;样品中不得含有酸性、碱性物质和挥发性有机溶剂,以防损伤冷冻干燥机。

(2) 样品必须充分冻结成冰,以防残留液体汽化喷射,导致样品损失。

(3) 冷阱温度可达 $-60\ ^{\circ}\text{C}$ 以下,取放样品时必须戴保温手套,防止冻伤。

(4) 启动真空泵前,检查出水阀和充气阀是否关闭良好,有机玻璃罩与橡胶圈的接触面是否清洁无污物,且密封良好,以防真空度无法达到工作要求。

(5) 定期更换真空泵机油。真空泵工作过程中会吸入空气中的灰尘和水进而污染机油,当机油颜色变深、黏度增大时,应及时更换,减少污染物对油泵的损伤,以延长真空泵的使用寿命。

第八节 液氮罐的操作规范及使用注意事项

液氮罐又叫液氮生物容器,是以金属材料深冷处理、精密零件深冷装配的一种生物储存容器。液氮罐以液氮为制冷剂,用于保存细胞、动物精液、器官、菌种和其他生物样本,被广泛应用于畜牧业、医疗、科研、机械加工等领域。液氮是一种无色无味、温度极低的物质,常压下,其温度为 $-196\ ^{\circ}\text{C}$。液氮罐采用真空夹套绝热保温技术制作,不仅解决了液氮储存时容器由热对流、热传导和热辐射引起的液氮大量蒸发损失的问题,同时利用液氮常压下沸点为 $-196\ ^{\circ}\text{C}$,可以达到生物样本长期低温保存的目的。

一、操作规范

(1) 液氮罐在充填液氮前,首先检查外壳是否完好,真空排气口是否正常。一旦真空排气口被碰坏,真空度会降低,严重情况下则无法保温,罐体上部会出现结霜现象,将大大增加液氮损耗。其次,应检查液氮罐内部有无异物,以防止内胆腐蚀损坏。

(2) 液氮罐应放在阴凉干燥处,室内通风应良好。

(3) 液氮温度为 $-196\ ^{\circ}\text{C}$,操作时应穿戴防护用品,戴安全防护面罩和防护眼镜,穿防寒手套和长袖工作服。

(4) 存取冷冻物品时速度要快,注意轻拿轻放,以免物品解冻,造成不必要的损失。

(5) 使用液氮罐长期储存物品时,要注意及时补充液氮。

二、使用注意事项

(1) 液氮罐中不可装入其他低温介质,只能充装液氮。

(2) 液氮存储在密封式罐体时,要注意将液氮罐口保留一定缝隙,否则液氮汽化时气体无法及时排出,极易造成爆炸事故。一般液氮罐的盖塞都留有一定的缝隙,在使用时千万不要人为将其堵塞。

(3) 存储和使用液氮的房间,要保持通风良好,避免空间缺氧,造成窒息。环境温度不能超过 50 ℃,防止液氮过快挥发,严重时有开裂和爆炸的危险。

(4)一旦液氮罐破裂或有大量液氮溢出,立即通知人员撤离,以防泄露区缺氧,导致人员伤亡。

(5)工作结束后,把液氮罐罐塞盖好即可,不需要采取另外的密封措施。

(6)日常随时检查液氮罐的使用情况,当发现液氮罐盖上和罐体上部有水珠或结霜情况,说明液氮罐存在问题,应立即停止使用。

第九节　电泳仪的操作规范及使用注意事项

电泳是指带电粒子在电场作用下发生定向迁移的现象。电泳仪便是根据不同物质所带电荷及分子量的不同,因而在电场中运动速度不同这一原理,对不同物质进行定性或定量分析,或对一定混合物进行组分分析或提取制备单组分。因此,电泳是分子生物学研究不可缺少的重要分析手段,是基因工程实验室进行核酸和蛋白质的分离、鉴定及定量分析最常用的技术手段。

电泳系统由电泳仪和电泳槽两部分组成。根据使用目的,电泳仪主要有恒压、恒流、恒功率和脉冲电泳仪;而电泳槽主要分为水平式电泳槽和垂直式电泳槽。

一、操作规范

(1)确定电泳仪电源开关处于关闭状态。

(2)连接电源线,并确定电源插座有接地保护。

(3)使用红黑两种颜色的电极线将电泳槽的两个电极与电泳仪的输出插口连接,注意电极线应与相同颜色的输出插口连接好,不要接反。

(4)确定电泳槽中的试剂配制符合要求。

(5)接通电源,缓缓旋转电压调节钮直至所需的电压为止,设定电泳终止时间,此时电泳即开始进行。

(6)工作完毕后,将各旋钮、开关旋至零位或关闭状态,拔出电泳插头。

二、使用注意事项

(1)电泳仪使用前必须确定有良好接地保护,以防漏电。

(2)电泳仪通电后,禁止人体接触电极、电泳液及其他可能带电部分,禁止从电泳槽内取放东西,如需要应先断电,以免触电。同时电泳仪通电后,不要临时将输出导线插头增加或拔出,以防发生短路现象,导致仪器损坏。

(3)不同介质支持物的电泳,由于其电阻值不同,电泳速度及时间也不同,故不宜同时在同一电泳仪上进行。

(4)在总电流不超过仪器额定电流(最大电流范围)时,可多槽并联使用,但不能超载,以免影响仪器使用寿命。

(5)当需要检查仪器电泳输入情况时,允许在恒压状态下空载开机,但在恒流状态下必须先接好负载再开机,以免仪器损坏。

(6)使用过程中,一旦发现有较大噪声、放电或异常气味等现象,须立即切断电源进行检修,以免发生意外事故。

第十节 凝胶成像系统的操作规范及使用注意事项

分子生物学实验常需要对 DNA 胶或 RNA 胶进行切割、拍照、观察、分析等,即凝胶成像分析。凝胶成像系统是临床医学实验室用于凝胶定量和定性分析的一种常规仪器,通常由 CCD 相机、暗室和分析软件组成。凝胶成像系统广泛用于蛋白质、核酸、多肽、氨基酸、多聚氨基酸等生物分子分离纯化的定性、定量分析、分子量的确定等。

凝胶成像系统通常按成像原理和实验目的的不同,分为普通凝胶成像分析系统、化学发光成像分析系统、多色发光成像系统和多功能活体成像分析系统。

一、操作规范

(1)打开主机电源与计算机电源。

(2)将待观察样品放入暗室中的透射台面上。

(3)打开凝胶成像软件,进入操作界面。

(4)在操作界面中选择凝胶采集,进入图像采集界面。

(5)点击 LIVE/FOCUS 菜单,对凝胶图像进行采集(根据实验需要,在凝胶成像主机面板上选择合适的光源;如需使用透射白光,则把白光台电源打开,把白光台放在透射板上,把待观察样品放在白光台上)。

(6)曝光时间可自行设置,也可选择自动曝光模式。

(7)若图像上有高亮红点,说明曝光过度,需缩小光圈。

(8)图像调好后,选择所需文件类型保存图像。

(9)实验完毕后,清理透射台面上残留物,关闭计算机和凝胶成像仪电源。

二、使用注意事项

(1)紫外凝胶成像时要防止溴化乙锭(EB)污染仪器,进行软件操作以及开关凝胶成像系统门时,应取下被污染的手套。如不慎沾上 EB,及时擦干并用水擦洗。

(2)在使用紫外光源照相的过程中,要关闭好门和观测台。

(3)凝胶成像完成后,及时关闭光源以延长灯管使用寿命。

(4)保持暗箱内干燥,不要将过量的缓冲液倾倒在透射板上,及时擦净暗室中透射板上的水渍及其他液体。

(5)照相后及时取出待观察样品,并用软纸擦拭干净,防止凝胶固化后黏附在透射板上,影响成像效果。

> **思政学堂**
>
> 坚持安全第一、预防为主,建立大安全大应急框架,完善公共安全体系,推动公共安全治理模式向事前预防转型。推进安全生产风险专项整治,加强重点行业、重点领域安全监管。
>
> ——2022 年 10 月,习近平总书记在中国共产党第二十次全国代表大会上的报告

(王 征 黄 雷 程 倩)

第七章
临床医学实验室精密仪器安全操作规范

扫码看课件

第一节　实验室光学显微镜

一、普通光学显微镜(microscope)

显微镜是一类通过透镜成像,将人类肉眼无法直接观测到的微小物体放大至可观测范围的光学仪器,被广泛应用于生物及医学等研究。普通光学显微镜(图 7-1)由机械部分及光学部分组成。机械部分包括镜座、镜柱、镜臂、镜筒、转换器、载物台、准焦螺旋;光学部分则由反光镜、聚光器、物镜及目镜组成。

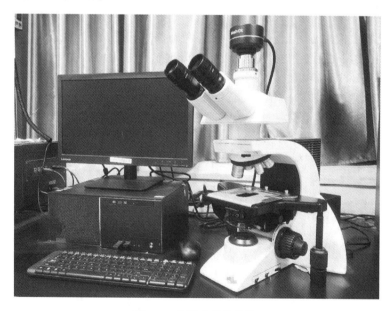

图 7-1　普通光学显微镜

普通光学显微镜主要用于细胞、组织和微生物样本形态和结构等的观察。使用注意事项如下。

（1）缓慢调整镜头上升，防止物镜压碎盖玻片及损坏物镜镜头。

（2）使用后，将物镜调回最低倍数、光阑调至最小值放置。

（3）保护镜头，禁止在镜头未调至最低位置时切换镜头，以防磨损。只能用擦镜纸擦拭镜头，并保持镜头清洁。

二、相差显微镜（phase-contrast microscope）

生物学研究中的观测样品多为细胞及细菌等，呈透明状，其吸收光、折射光与环境中介质相近，因而普通光学显微镜难以观察到其清晰的轮廓及精密的内部构成。虽然部分样品可通过染色显示出细胞轮廓及一些内部构造，但一些活体样本不易着色，依旧难以观察。并且，染色剂与样品内化学组分结合，可能导致着色后观测到的结构与真实结构存在较大差异，使偏差出现。

与传统的光学显微镜相比，相差显微镜存在四个组成上的差异：一为相差物镜，二为具备环状光阑的转盘聚光器，三为合轴调中望远镜，四为绿色滤色镜。相差物镜对相差显微镜的成像至关重要。相差物镜内含有多种相板，相板能够让我们的眼睛捕捉到样品成像与背景之间的不同明暗程度（表 7-1），使观察者比较清晰地观察到未经染色的活细胞及细胞内的某些细微结构。

表 7-1　相差物镜应用范围

字　　母	反　　差	应　　用
P	正	观察细胞或细胞核的内部结构
N	负	观察微小的物体，如孢子、鞭毛和活的样品等
H	高	当样品反差较低时
L	低	当样品反差较高时
M	中	当样品反差中等时

使用注意事项如下。

（1）避免长时间使用强光观察，防止损伤样本以及显微镜。

（2）选择标准厚度的载玻片、盖玻片，不宜过薄或过厚。

（3）样品厚度一般以 $5\sim10\ \mu m$ 为宜，太厚会产生光学干扰，影响成像质量。

三、倒置显微镜（inverted microscope）

倒置显微镜（图 7-2）各组成部件与普通显微镜相同，但其物镜和照明系统位置调换，物镜处于载物台下，照明系统位于载物台上。为了实现更好的视觉效果，可以通过调节聚光器，获得良好的自然背景颜色、较强的对比度以及较高的清晰度。

相较于普通光学显微镜，倒置显微镜更方便观察实验中微生物、细胞、细菌、组织培养、悬浮体、沉淀物等实验样本。

倒置显微镜使用方法与注意事项与普通光学显微镜类似。

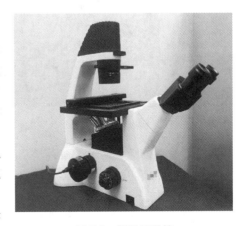

图 7-2　倒置显微镜

四、体视显微镜(stereo microscope)

体视显微镜,也称实体显微镜、立式显微镜或解剖显微镜,因其具有较大的工作距离,在生物学实验或医学研究中特别用于进行镜下精细操作,如显微手术下可放大操作视野,便于精细的解剖或手术操作(图 7-3)。

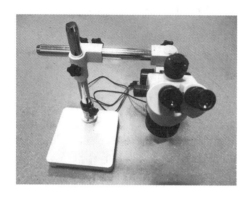

图 7-3　体视显微镜

五、荧光显微镜(fluorescence microscope)

荧光显微镜是利用一定波长的激发光照射带有荧光基团标记的样本,使荧光物质发出可见的荧光,再通过显微镜对样本进行成像、放大,以供检视和拍摄(图 7-4)。由于荧光具有高灵敏度,且样本在荧光显微镜下背景全黑,仅有目标结构显色,因而具有更高的特异性和灵敏度。

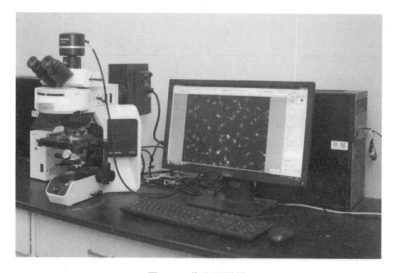

图 7-4　荧光显微镜

荧光显微镜广泛应用于生命科学及医学实验研究中荧光图像的采集与分析,是临床医学实验室重要的精密实验仪器。

1. 操作方法

(1) 接通电源,开启荧光光源开关,预热 5~10 min。切记,荧光光源一般为汞灯,需开启 30 min 后方可关闭,关闭后 30 min 才可再次开启。

（2）打开电脑及采集图像的软件。

（3）将样品放于载物台,先用低倍镜观察,调节准焦螺旋对焦,使视野清晰。

（4）根据观察样本所带荧光分子的性质,选择合适的荧光通道、物镜及视野,并调节准焦螺旋对焦,使视野清晰。其中应选择较短波长激发光观察较长波长发射光,即紫激发光（400～455 nm）观察蓝发射光（455～492 nm）、蓝激发光观察绿发射光（492～577 nm）、绿激发光观察红发射光（622～780 nm）。物镜倍数应从低到高,视野从大到小。

（5）通过软件实时成像,对图像进行黑平衡并调节准焦螺旋对焦,成像效果达到最佳后,采集图像。

（6）观测完毕后,关闭各组件电源。

2. 注意事项

（1）荧光显微镜价格昂贵,操作要求高,使用者应经过严格的专业培训后才可操作使用。由于荧光显微镜光源中含有紫外光,观察者应避免长时间直视光源,防止损伤眼睛。建议安装紫外防护罩。

（2）为延长荧光显微镜荧光光源寿命,开启后 30 min 内不可关闭,防止出现汞蒸发不完全而造成破坏;关闭后 30 min 内不可再次开启,防止汞液化不完全,产生爆炸。

（3）当荧光光源运行时,会产生大量的热量,因此,工作环境温度应保持在适当范围内,以保证散热。荧光光源寿命到期后,应更换新的光源,以免影响显微镜的使用。荧光显微镜使用过程中,操作者应快速熟练地完成镜检,镜检完毕（光源开启时间达 30 min 以上）应及时关闭荧光光源开关,以延长荧光光源使用寿命。

（4）载玻片表面需平整、光洁、厚薄均一,厚度应为 0.8～1.2 mm,太厚不仅会吸收光,还会影响激发光在样本上的聚集;有时可采用石英玻璃载玻片。此外,对于组织切片样品等,都应该保持适当的厚度。

（5）样品进行荧光染色后应避免长时间放置,且镜检时切勿长时间观察同一视野,以防荧光猝灭。

（6）保持载物台干净,防止污染。

六、激光扫描共聚焦显微镜（laser scanning confocal microscope）

激光扫描共聚焦显微镜（图 7-5）基于共轭焦点技术设计而成,以激光为光源,可有效提高较厚样本的观测精度,且成像不会受到来自观察点附近区域荧光的干扰。这种技术利用共轴聚焦原理和装置,将观测到的样本转换为数字图像,极大地提高了激光扫描共聚焦显微成像系统的清晰度和分辨率,已发展为生命科学与医学研究领域中重要的工具之一。

激光扫描共聚焦显微镜适用于:细胞或组织内部微细结构的荧光标记图像采集;Z 轴序列扫描,三维荧光图像重建分析;活细胞及亚细胞结构等超分辨成像;活细胞追踪定位研究;胞内离子动态荧光测定;时间序列拍摄成像等。

1. 操作方法

（1）开机:按顺序开启仪器各模块电源,并在电脑上打开激光扫描共聚焦显微镜操作软件。

（2）激光器及检测器参数设置:待软件程序启动,并自动检测各模块连接成功后,根据实验需求和样本荧光标记情况,选择相应的扫描模式,如静息状态图像处理、动态测量以及三维扫描模式等,设置扫描参数。

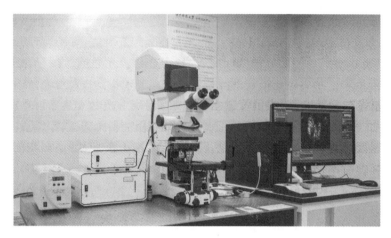

图 7-5　激光扫描共聚焦显微镜

（3）图像预览、采集、存储和输出：调整激光功率、PMT 电压、电子增益、背景补偿及针孔尺寸，以控制扫描速度，选择最佳的分辨率，进一步优化扫描参数，以获得最佳的图像质量。数据采集完成后应及时保存，并尽快拷贝已保存的实验数据，以防数据丢失。数据拷贝宜选择光盘刻录，禁止外接 U 盘或移动硬盘等，以防病毒入侵导致软件无法正常使用。

（4）使用多通道成像时，会相应采集到各通道下的荧光图像，图像可以经软件处理生成多种不同荧光叠加的图片。还可根据需要进行调整，如添加特定的标签、符号、标尺等，从而使样品的各个部位都能够被清晰地展示出来。

（5）利用激光扫描共聚焦显微镜的时间序列或空间断层扫描，实验者能够在三维空间中精确地测绘样品的信息，并将其转换为 avi 格式的动图，利用软件对其整体参数或各个层面参数进行分析。

（6）关机：先关闭软件，再按顺序依次关闭各硬件模块。

2. 注意事项

（1）实验室电源电压稳定，保持工作环境清洁干燥，温度宜保持（21±1）℃。

（2）为了确保操作的准确性，激光扫描共聚焦显微镜宜放置于防振台上，并且严格遵守操作规范，勿将双眼正对激光束，以免损伤眼睛。此外，请勿在仅观察白光的情况下，开启荧光灯。为了保护易受污染的光学器件，如载物台、物镜和目镜等，建议定期使用无水酒精和无水乙醚（3∶7）的混合剂进行擦拭，且在使用完油镜之后，需立即用该溶剂来擦拭物镜。

（3）实验中避免样本荧光猝灭。激光功率的升高，图像亮度会随之升高，相应的样本荧光也更易猝灭，过大的激光功率还可能导致样本过热受损。因此，在满足实验要求的情况下激光功率应尽可能小。

（4）图像与数据需使用光盘刻录，严禁使用外接 U 盘或移动硬盘拷贝，以防病毒入侵导致软件系统无法正常使用。

七、转盘式共聚焦超分辨显微镜（spinning-disk confocal microscope）

转盘式共聚焦超分辨显微镜相较于普通的激光扫描共聚焦显微镜具有针孔转盘及微透镜转盘构成的双转盘共聚焦系统，可实现多点共聚焦同步扫描，可大幅提高共聚焦成像速度，并降低光毒反应，具有快速、高分辨率等明显优势，特别适用于观测活细胞内部结构或者细胞与细胞之间连续发生的动态变化过程，以及活体样本的长时间观察（图 7-6）。

转盘式共聚焦超分辨显微镜适用于：超分辨率显微荧光成像；光漂白后再恢复成像；大图

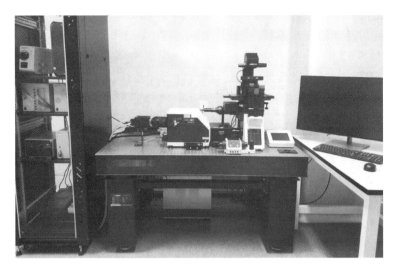

图 7-6 转盘式共聚焦超分辨显微镜

拼接和三维荧光图像重建;荧光共振能量转移;长时程活细胞动态荧光观测等。

第二节 透射电子显微镜

透射电子显微镜(transmission electron microscope)是以电子束为光源,以电磁场为透镜,将加速和聚集的电子束投射到超薄样品上,电子因与样品中的原子碰撞而改变方向,从而产生立体角散射,进而形成明暗不同的影像(图 7-7)。通常,其分辨率可达0.1~0.2 nm,放大倍数在几万至几百万倍,可用于对细胞、微生物以及病毒等超微结构进行成像;还可应用于结构生物学研究,例如神经、生物大分子复合体、膜蛋白复合体结构等。

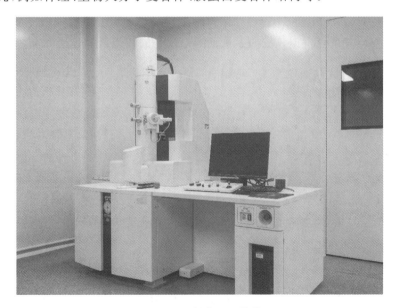

图 7-7 透射电子显微镜

1. 操作方法

（1）开机：开启冷却循环水系统，将真空开关从 AIR 切换到 EVAC 模式，待 EVAC 绿灯亮起后，启动样品杆 COL。

（2）取样与装样：使灯丝电压处于关闭状态，拉出样品杆，遇到阻力时，顺时针旋转约 15°，继续拉样品杆，再次遇到阻力时，逆时针旋转约 45°，将样品杆旁边开关从 EVAC 拨到 AIR 一侧，待红灯亮起后，拉出样品杆。装入样品后，平行将样品杆装入镜筒直至 AIR 灯亮起，将真空开关从 AIR 拨到 EVAC 一侧，待 EVAC 绿灯亮起后，顺时针旋转样品杆 45°，继续将其推入样品仓，遇到阻力后，逆时针旋转 15°，再次推样品杆，直至完全送入。

（3）观察及拍照保存：打开灯丝电压以发射电子束，通过 Stage 旋钮选择所要观察的位置，通过 Mag 及 Brightness 旋钮调节放大倍数及光斑亮度，通过 Focus 旋钮进行聚焦，待图像清晰后，点击 Freeze 拍照，最后点击 Save 保存。

（4）关机：取出样品并将空样品杆送回样品仓，关闭 COL、EVAC 及冷却循环水系统。

2. 注意事项

（1）Emergency 开关用于系统应急切断，以停止仪器运行。如遇紧急情况可按下此开关，并联系专业维修人员。正常使用时，勿触碰此开关，以免对仪器造成损坏。

（2）长期强电子束照射，会导致仪器元件损坏，图像上有斑点出现，此时可使用 Background 补正功能予以消除。但若元件受损严重，无法消除斑点时，需及时更换元件。

（3）结露传感器用于对结露状态进行报警，若警示灯亮起，应及时调节室温或冷却循环水系统水温。

第三节　流式细胞仪

流式细胞仪（flow cytometer）是对高速直线流动的细胞或生物微粒进行快速的、多参数的定量分析和分选的仪器（图 7-8）。它可以快速测量、存储、显示悬浮液体中分散细胞的一系列重要理化特征参量，并可以根据预选的参量范围把指定的细胞亚群分选出来。

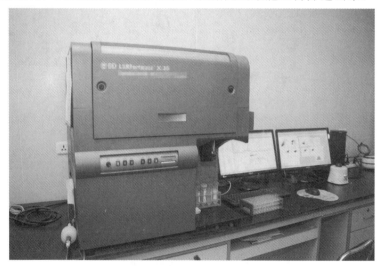

图 7-8　流式细胞仪

流式细胞仪进行细胞分析的基本原理:单细胞悬液经特异性标记或染色后进入流动室,经驱动系统推动形成细胞液柱,细胞液柱与入射激光束垂直相交,相交点称为测量区。通过测量区的细胞液柱被激光照射后发出荧光,同时产生光散射。这些信号被光电检测系统接收,并转换成为电子信号输入计算机,计算机通过相应软件储存、计算和分析,得到细胞的理化指标。

1. 操作方法

(1)仪器开机:检查仪器线路连接是否正常,打开电源。打开计算机,并打开流式细胞仪对应软件,确认软件检测到仪器并与仪器相连。

(2)检查鞘液桶和废液桶,如果鞘液不足,则向鞘液桶中加入足量的鞘液;如果废液桶已满,则清空废液桶,并向废液桶中加入适量 84 消毒液或苯扎溴铵溶液。

(3)排空液流系统气泡:移除进样针上的双纯水管,排空液流管路;将双纯水管放至进样针处,用双纯水冲洗液流管路。

(4)样品检测:移除双纯水管,将制备好的单细胞悬液样品放至进样针处,设置操作软件,开始检测样本。软件界面实时显示检测结果,可以适当调整仪器以达到更好的检测效果。

(5)如果需要进行细胞分选,可根据软件显示的检测结果,设定特定筛选参数,仪器根据参数分选目的细胞。

(6)检测完样品后,取下样品,加入适量洗液至进样针处,运行仪器,冲洗液流系统;取下洗液,将双纯水管放至进样针处,重复清洗步骤。

(7)清洗完毕,关闭操作软件和计算机,关闭仪器电源。

2. 注意事项

(1)开机前务必检查鞘液桶和废液桶,鞘液桶不能空且鞘液不能含有气泡,否则会损坏仪器;废液桶超过刻度线要及时清空并加入消毒液,防止产生污染。

(2)液流管路中的气泡会对实验结果产生严重干扰,检测样品前一定要先排除气泡。

(3)样品检测前一定要充分吹打或者过滤,细胞团块或者其他杂质进入仪器可能堵塞管路。

(4)检测完样品后一定要用洗液清洗管路,否则管路可能滋生细菌等污染物。

(5)进行细胞分选时,一定要在实验前和实验后清洗管路,确保最后分选出的细胞样品不被污染。

第四节　共聚焦显微拉曼光谱仪

当光作用于介质时引起非弹性散射而产生的散射光谱即为拉曼光谱,对该光谱进行检测可分析出分子振动、转动等特征,是分子结构解析的重要手段。共聚焦显微拉曼光谱仪是同时具备共聚焦显微成像和拉曼光谱获取功能的实验仪器,可对样本进行成像以及光谱分析。

1. 操作方法

(1)接通电源,打开仪器及连接的计算机和软件。

(2)先在低倍镜下找到样本位置,调节准焦螺旋进行对焦。

(3)移动载物台,选择合适的视野,并选择合适放大倍数的物镜,切换物镜后调焦至最佳的成像效果。

(4)采集样本图像及拉曼光谱。

(5)关闭仪器及计算机。

2．注意事项

（1）应尽可能压平样本，以保证成像效果。

（2）更换样品时，需将载物台降到最低，更换样品后需重新对焦，严禁未调整载物台时直接更换样品，以防损伤镜头或样品切片。更换物镜时，应调节转换器，禁止用手直接转动镜头。转动转换器时，应注意在物镜与样品之间留出足够的空间，以免损伤镜头。

（3）调节准焦螺旋时应缓慢，严禁两手同时按相反方向调节准焦螺旋，以防准焦螺旋损坏而使显微镜无法使用。

（4）在处理生物样本时，过大的激光功率可能导致样本过热受损，所以检测所用激光功率应尽可能小。

第五节　小动物活体成像仪

小动物活体成像仪是通过可见光、计算机断层扫描、核磁共振、核素等成像技术对活体小动物的器官、组织、细胞的某些特征进行检测的仪器，常用于移植瘤等实验动物模型的检测（图7-9）。

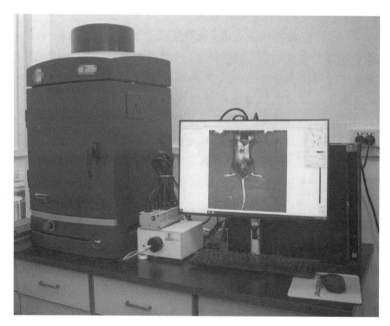

图 7-9　小动物活体成像仪

在实际应用中，可见光成像被广泛使用，它的原理源于两种不同的方法：一种是通过在体内导入可以表达荧光素酶的 DNA，利用表达产生的荧光素酶与荧光素底物反应而产生生物发光；另一种则是通过在体内导入可表达荧光蛋白的 DNA 或用带有荧光基团的物质进行标记，从而使机体产生荧光。

1．操作方法

（1）构建动物模型：使用尾静脉注射、皮下移植、原位移植等技术，将已经被荧光标记处理的细胞或组织植入实验动物体内。为了获得准确、有效的结果，必须仔细选择所使用的荧光标记。荧光波长越短,穿透性越差,因此波长短的荧光不能够进行深层次的检测,也无法进行体内转移检测,只能对皮下瘤及解剖后的脏器进行检测。荧光素酶标记可进行深层次器官和肿瘤转移的检测。

（2）活体成像：以 Bruker In-Vivo FX Pro 动物活体成像仪为例,将实验小鼠麻醉后置于透明载物板上(每次成像以 2～3 只小鼠为宜),并放入暗箱准备成像。首先拍摄小鼠明场图像,打开成像软件,选择照射源为 Muti-wavelength,曝光时间为 0.175 s,激发滤光器和发射滤光器为 0 nm,成像。随后,拍摄小鼠荧光图像,照射源仍选择 Muti-wavelength,激发滤光器和发射滤光器波长根据待测荧光选择,曝光时间根据实验情况具体选择。最后将明场图像与荧光图像叠加即可观察实验小鼠体内发出荧光的位置、强弱等。

（3）数据处理：利用计算机软件对荧光图像的荧光面积、强度等参数进行定量分析。

2. 注意事项

（1）需进行比较的实验动物在暗箱中的摆放位置需保持一致,拍照曝光时间也应相同,注意图像不可过亮也不可过暗。

（2）为了获得更清晰的荧光图像,可使用不易反光的黑色卡纸垫于实验动物下面作为背景,减小暗箱金属台面反射的影响。

（3）实验动物皮毛中的黑色素、血液、尿液及其他杂质均有可能产生自发荧光,实验中应尽量减少这类非特异性荧光的干扰。

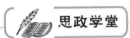 **思政学堂**

要打好科技仪器设备、操作系统和基础软件国产化攻坚战,鼓励科研机构、高校同企业开展联合攻关,提升国产化替代水平和应用规模,争取早日实现用我国自主的研究平台、仪器设备来解决重大基础研究问题。

——2023 年 2 月,习近平总书记在中共中央政治局第三次集体学习时强调

（欧阳真 南京辉 付子君）

第八章
临床医学实验室突发事件应急管理

临床医学实验室是开展生物医学相关研究实践的重要场所,实验室人员流动性大、科研实验探索性强,实验研究中涉及的危险源众多,不可避免地使用易燃、易爆等危险化学品、潜在致病性微生物,以及机电设备、特种设备、辐射等危险源等。这些特点导致了医学实验室综合安全风险系数高,对实验室的安全管理提出了更大的挑战。临床医学实验室一旦发生安全事故,不仅会造成人员和财产损失,还会造成环境的破坏和社会的危害。因此,建立健全科学的临床医学实验室突发事件应急管理,是确保临床医学实验室人员生命安全和财产安全的重要内容,也是保障临床医学实验室正常运行的关键因素。为了积极应对临床医学实验室可能发生的各类安全事故,快速、高效、有序地组织开展事故抢险、救援和调查处理,预防和减少突发性灾害事件及其造成的损害,保障临床医学实验室人员的生命与财产安全,维护正常的教学秩序,临床医学实验室应当加强安全管理,强化师生安全防范意识,建立可能发生的各类事故应急处理预案,提高师生处理各类安全事故的应急能力。

临床医学实验室可能涉及的安全事故类型主要包括:火灾事故、危险化学品安全事故、生物安全事故、设备运行事故等。临床医学实验室应按国家安全管理相关规定,坚持"安全第一,预防为主""沉着应对,遇事不乱,反应迅速,处置果断"的工作原则,制定临床医学实验室突发事件应急处置预案,确保临床医学实验室在发生事故后,能科学有效地实施应急处置,切实有效地降低和控制安全事故的危害。

第一节　实验室突发事件的预防与应急预案

一、突发事件的预防要求

1. 建立实验室安全管理体系

(1) 设立专门的安全管理机构,并由校级领导分管,可建立校级、院(系)级等多层次的管理组织。

(2) 合理的安全岗位设置及安全队伍建设,分领域、分专业设岗,有充足、高水平的安全管理队伍。

(3) 完善的各项安全规章、制度,包括管理制度、安全检查制度、风险评估制度、准入制度、安全应急制度等。

（4）全面的培训,包括校级、院(系)级等不同层次,针对不同专业的安全教育培训课程。

2. 完善实验室安全管理措施

（1）实验室应协同保卫处等部门,加强实验室水电、消防、危险化学品保存等相关安全管理和使用规范,强化危险化学品,尤其是管制类化学品的安全管理。定期检查实验室内仪器、电器设备的电源线、电源接头、开关是否完好。电热设备用完要立即切断电源,未经实验室主任同意,任何人不得随意装接新电源。

（2）成立以实验室负责人为领导的突发事件应急处置小组,制定实验室安全应急预案及突发事件处置流程。

（3）落实实验人员安全教育培训以及突发事件的应急处置培训,并进行必要的考核。

（4）规范实验室设备的使用管理。可建立大型实验设备的使用准入制度,必须完成严格的培训—实习—考核环节,方可获得这些实验设备的使用权。

（5）规范危险化学品的使用管理。任何可能威胁生命的有害物质,如易燃、易爆、剧毒、腐蚀性实验用品,都要有专门的保存场所,并制定严格的取用规则。使用这类用品时,要避免触碰人体皮肤、眼睛等非必要接触部位。可能产生有毒、有害、刺激性气体的实验操作,需在通风柜内进行,必要时应佩戴防毒面具。操作完毕应及时清洁操作台,并对实验废物按要求分类处理,且在将有害物质完全无害化处理前,不可进行排放。

（6）强化实验人员安全意识,以预防为前提,熟练掌握仪器、设备的性能及使用技巧,保持严谨的工作态度,严格执行操作规范。在进行物质或性质未知的实验时,应取小剂量进行预实验,并采取有效的防护措施。实验室内加热易燃试剂时,应采取适当方法(如水浴、油浴等),切忌使用明火。加热溶液时可通过加入沸石从而避免暴沸。实验人员进行加热实验时,切勿离开实验室,以免发生意外情况。

（7）应加大对实验室安全防护和应急设施的配置和投入。应按规定,安装相应安全防护设施,如喷淋装置、洗眼器、消防设施、烟雾报警器、危险气体报警器、通风设备等,并定期检查其是否完好有效。实验室也应配备必要的实验防护设备,如防护手套、口罩、防毒面具、防护眼镜等。日常还应配备医用急救包,急救包内常备医用消毒酒精、酒精棉球、棉签、创可贴、烫伤膏等。实验室工作人员应当熟悉此类设施的位置、操作方法及使用场景。

（8）实验室管理人员实施安全巡视制度。每天最后一位实验人员离开实验室前,应检查水电、门窗、实验仪器等是否关闭。

二、危险操作及其预防

1. 化学实验相关危险操作

（1）有毒物质:氰化物在酸性环境中会生成有毒的氢氰酸,实验结束后,应用硫酸亚铁和碳酸钠溶液对残留的氰化物进行处理,以将其转变为毒性较小的铁氰化物;砷化氢、硒化氢、磷化氢、硫化氢等具有极强的毒性,因而在进行此类氢化物的相关实验时,必须严格保证环境通风;三氯甲烷或四氯化碳在高温下可分解释放出有毒的光气,应避免对此类氯化物进行加热。

（2）易燃物质:用纸称取过氧化钠会引起燃烧;硝酸银的氨溶液长期存放易自发反应生成易燃物质叠氮酸银;硝酸与纤维素,酒精与硝酸或硫酸,过氧化钠与甲醇、丙醇或醋酸混用时,可发生燃烧反应。

（3）易爆物质:残留高氯酸的滤纸灼烧时易引起爆炸;高氯酸镁和酸或还原剂接触时,会导致爆炸;乙醚、异丙醚等醚类物质极易产生过氧化物,在进行蒸发或蒸馏操作前,必须对过氧化物进行检查以避免爆炸;高氯酸盐与有机物反应,金属铝、镁、锌和过氧化物、硝酸或氯酸盐反应,铝粉和过硫酸铁反应,氯化亚锡和硝酸盐反应,醋酸钠和硝酸钾反应等,产生的混合物都具有爆炸性。

(4)腐蚀性物质:氢氟酸会对人体皮肤造成伤害,刚开始接触时可无不适,但 1 h 后就会有明显的疼痛感,因此,在使用氢氟酸后应及时检查,若不慎接触应用清水冲洗去除。

2. 生物实验相关危险操作

(1)使用异氟烷、乙醚等对实验动物进行麻醉时,应开窗通风,以免实验人员吸入过多麻醉性气体而导致恶心、头痛。

(2)病毒及病原微生物等相关实验应在生物安全柜中进行。

(3)具有潜在感染性的微生物、动物尸体或组织应及时处理,如将动物尸体、组织放置在动物尸体存放柜以集中进行焚烧。相应实验台面及实验仪器等也应及时消毒或高压蒸汽灭菌。

(4)生物类实验废物应放置在黄色垃圾袋中,装满后应及时送至废物存放站,后续进行集中销毁。

3. 放射性实验相关危险操作

(1)放射性实验应在放射性实验室内进行,仅实验相关操作人员进入,严禁无关人员进入。

(2)放射性实验操作人员进入放射性实验室前应穿戴好防护用具,尽可能减少射线损害。

(3)装有放射性物质的器皿应贴标签警示,标签上需填写所含放射性同位素的名称、强度、制备人员姓名及制备日期。

(4)放射性废物应交由放射废物处理中心处理。

(5)实验结束后,实验人员要经过放射性物质沾污检测后才可离开实验室。

4. 危险仪器相关操作

(1)高速离心机应放置在水平实验台面上,操作时切记要将放入的样品进行对称配平,盖好并拧紧样品仓的盖子。

(2)进行 DNA 分离电泳实验时,禁止触碰电泳槽中的电泳液及凝胶,以防发生触电事故。

(3)液氮罐中添加或取出液氮时,应戴好防护手套等,以免冻伤。

(4)共聚焦显微镜对样本进行扫描时,切忌用双眼观察显微镜目镜,以免激光灼伤眼睛。

(5)使用高压蒸汽灭菌器时,切忌在锅内压力没有降至 0 时打开;灭菌锅压力表指数在 0.05 MPa 以上时不可打开灭菌锅手动放气阀,以免压力下降过快导致锅内液体沸腾;灭菌完成后,应待温度降至一定程度后再将物品取出,以免高温蒸汽引发烫伤。

5. 实验室常规危险操作

(1)冰箱炸弹。有机试剂敞口置于冰箱,尤其是低沸点、低闪点的易燃、易爆有机溶剂,如石油醚、丙酮等,在低温条件下挥发达到临界浓度,遇到冰箱启动过程中的电火花即引发爆炸。

(2)液氮炸弹。放入液氮罐中的离心管或冻存管密封不严,导致液氮进入,取出时因快速升温引起气体膨胀,发生爆炸。

(3)酒精灯燃烧爆炸。不规范使用酒精灯导致的火灾和爆炸事故(酒精灯的安全使用注意事项详见第六章第二节)。

(4)不规范的仪器操作。不规范的仪器操作,如离心机转子不配平、不轴对称、不拧紧盖等,造成离心机高速运行时发生安全事故;高温烤箱中放纸张、纱布、橡胶或塑料制品等引发火灾;开紫外灯消毒忘关,导致实验人员长时间暴露在紫外线下。

(5) 触电事故。湿手接触电源开关、电泳仪电源接头等,电源和电器旁用水不慎,先拔电泳槽插头再关电泳仪(直流),以及电器失火时盲目用水灭火等造成的触电事故。

(6) 过度加热导致火灾。使用热水浴、加热套、电炉等,加热过程无人值守,或忘记关闭导致过度加热引起火灾。

(7) 误食。误食或误饮含有化学药品或被化学药品污染的食物,造成中毒事故。

(8) 放射性药品事故。违规操作放射性药品,如不戴防护用具和乱扔放射性废物,实验结束后不立即清洗被放射性污染的物品,发生污染后不报告,以及戴被放射性污染的手套出门等。

(9) 拖鞋事故。穿拖鞋经过酸缸旁、低温实验室、水多湿滑处和上、下台阶时,摔倒受伤。

第二节 实验室突发事件的应急处置

一、火灾与爆炸的预防和应急处置

实验室储存有多种易燃、易爆危险化学品,且实验活动中不可避免会涉及危险化学品和电器的使用,这是导致实验室火灾与爆炸事故的潜在风险。

1. 实验室火灾的主要分类 实验操作中,若将易燃材料加热至燃点或接触火焰时会发生燃烧,可能引发火灾。实验材料意外燃烧时,需马上用湿抹布或灭火装置等灭火,并断开周围电源,关闭燃气阀门。

此外,常见的由电器引起的火灾有四种:第一种是电器线路过载,多发生在乱拉电线和乱接电器(含插线板)的情况下;第二种是水或电解质溢入或溅入插座,导致插座短路;第三种是线路老化导致的短路;第四种是电器内故障,自我短路。

实验室常用灭火用品包括消防用沙、石棉布及各类灭火器等。通常情况下可用水进行救火,但实验室火灾时需注意,有些化学药品比水轻,容易漂浮在水面,从而加重火势;另一些药品则可能与水发生反应,导致燃烧或爆炸,从而造成更严重的损失。

实验室相关消防安全知识详见第一章第三节。

2. 实验室爆炸的主要分类 实验室发生的爆炸按性质主要分为物理性爆炸和化学性爆炸。

(1) 实验室常见的物理性爆炸。

①低沸点的化学试剂,如乙醚和丙酮等,当温度高时,试剂瓶内压力大,一旦碰撞或掉落在地上可能引起外向性爆炸。

②减压蒸馏时,器皿内压力减小到其结构无法承受大气压力时,即可被压碎产生内向爆炸。器皿的形状对其承受压力能力有着至关重要的影响,其中球形容器稳固性最佳。

(2) 实验室常见的化学性爆炸。

①剧烈化学反应导致短时间内产生大量气体或释放大量热量。实验操作前,一定要事先了解化学药品的性质,以及实验操作中需注意的事项。

②一些气体或有机溶剂与空气或氧气混合后,一遇到明火就发生爆炸。

③一些实验试剂混合后也可发生剧烈化学反应而引发爆炸,尤其是在处理废液时,严禁将

能生成爆炸性物质的废液混放在同一个废液桶中。

3. 实验室中火灾、爆炸事故的预防措施

（1）对易燃、易爆危险化学品的采购、使用和储存严格按照临床医学实验室安全管理制度执行。易制、易爆危险化学品应通过国有资产管理处向公安机关审批购买。剧毒、易制毒危险化学品，应通过保卫处向公安机关申购。

（2）对于易燃、易爆危险化学品的使用，如活泼金属钠、钾等应保存在煤油中，取用时用镊子；一些易燃的有机溶剂，要远离明火，用后立即盖好瓶塞；某些强氧化剂（如氯酸钾、硝酸钾、高锰酸钾等）或其混合物不能研磨，否则易发生爆炸；盛放易爆物质的玻璃瓶严禁使用磨口玻璃塞，而应选择软木塞或橡皮塞。此外，危险物质使用剂量应尽可能少，以完成实验所需最小剂量为宜。

（3）在夜间或节假日进行实验时，应确保实验人员在实验过程中不脱岗、不饮食、不睡觉、不吸烟、不娱乐，且必须有两人同时值守。

（4）对于实验室气瓶的搬运、使用和管理应严格按照气瓶安全管理制度执行，其中，气瓶不准与可燃、易燃、有毒化学危险品混存，且需安装相应防护装置。

（5）实验项目应进行科学、合理的安全风险评估，明确实验过程中的安全风险和防护措施。

（6）应明确实验室内主要危险化学品的理化特性，各物质在何种条件、何种反应容器中易发生爆炸及相应的灭火要点，以便在发生事故时采取合理的灭火方式进行处置。

4. 实验室中火灾一般处置程序

（1）报警：第一发现火情人员或得知火情的人员应视火情情况迅速展开灭火行动，无法扑救的火情立即拨打 119 火警电话。报警时要求说明失火的单位名称和具体地址、起火点的位置、起火物品名称、火情大小、火灾现场有没有危险品、报警人姓名和电话号码。

（2）扑救：所有应急人员接到通知后要立即到达现场。如果可能，立即使用便携式灭火器进行灭火。如果不能扑灭火情，应把所有通向火场的门关紧，并用湿毛巾或床单堵住下面的门缝，以阻止火情的蔓延。

（3）疏散：应急抢救的原则是"先救人，后救物"。参与抢救的人员要勇敢、机智、沉着，做到紧张有序，一切行动听从指挥，有问题要及时上报指挥组。火情过大，要迅速组织人员逃生。消防车到来之后，要配合消防专业人员扑救或做好辅助工作。

（4）清点：在公安消防队到场后，及时清点人员和已疏散的重要物资，查清有无人员被困于火场中，以及有哪些重要物资需要疏散，并将情况及时报告组长。

注意事项：火灾事故中，首要原则是保护人员安全，扑救要在确保人员不受伤害的前提下进行。火灾第一发现人应判断原因，立即切断电源。火灾发生后应边救火，边报警。人的生命最宝贵，在生命和财产之间，首先保全生命，采取一切必要措施，避免人员伤亡。

5. 火灾事故的应急处置

（1）扑救火灾程序及措施。

①实验室发生火情时，发现火情的人员应立即使用灭火器材灭火。选用灭火器的原则：一般物品起火（含固体、液体），可选用干粉灭火器；精密仪器设备起火，可选用二氧化碳灭火器。

②使用灭火器不能扑灭火灾时，可用消防软管出水实施灭火（电器火灾除外）。

③当疏散出口受到烟雾或高温的威胁时，应采用消火栓或消防软管水枪出水降温等方式，保护疏散人员的安全。

④各种医疗设备、电器设备起火时,先断开电源,后进行灭火。

（2）事故报告的程序和方式。

①实验室火情无论大小,在组织灭火的同时应立即打电话向消防安防监控中心报告。

②消防安防监控中心值班人员接到报警电话后,应迅速查明火势基本情况,并向保卫值班领导报告,同时组织人员赶往现场进行灭火。

③初起火灾不能得到有效控制,应迅速拨打119电话求援,并同时向医院应急处置指挥部报告,由总指挥决定是否启动应急预案。

（3）应急疏散程序及措施。

①实验室工作人员听到火灾报警后,应立即停止实验,关闭相应危险源,同时切断电源。

②各实验室区域现场负责人在医院救援人员尚未到位的情况下,应立即组织工作人员从就近的消防通道撤离。

③如实验室楼层中部发生火灾,可引导工作人员向两边的安全通道疏散;如楼层的一侧发生火灾,可引导工作人员向另一侧安全通道疏散。逃出火场后,不要再返回取遗留在室内的物品。

④现场烟雾过大时,疏散人员要用湿衣服、毛巾、手帕等捂住口鼻,采取弯腰、蹲行、爬行等姿势向安全出口撤离。高层建筑设有避难层（间）,如果不能安全疏散至楼外,应在避难层（间）等待救援。

⑤当火和浓烟已经封闭本层楼安全通道时,关闭房门内所有门窗,防止空气对流,延迟火焰蔓延的速度。引导工作人员向有水源的地方（如卫生间等）疏散,并且打湿身边布条堵住门窗的缝隙,用水浇在门窗上降低其温度,并及时报告人员停留位置,等待救援。

二、化学实验意外事故的处置

1. 危险化学品丢失 当发现危险化学品丢失时,应立即向实验室负责人和单位安全部门上报,必要时上报公安机关。并同时协助展开排查,争取在最短时间内追回丢失的危险化学药品。

2. 化学中毒的预防与急救 实验室接触的大多化学药品都有不同程度的毒性。它们对人体的毒害途径和程度各不相同,有些毒物可由呼吸道、消化道和皮肤等进入人体发生中毒,而有些毒物对人体的毒害是慢性的、积累性的,因此必须加以重视。

（1）实验室化学药品中毒预防注意事项。

①实验前熟悉所用化学药品的毒性、性能和防护措施,确认安全后方可使用。

②产生毒性气体的实验操作应在通风设备中进行,必要情况下佩戴防毒面具。

③实验操作中应佩戴手套,避免手直接接触化学药品,尤其严禁手直接接触剧毒品;有机试剂不慎沾在皮肤上,应立即用大量清水和肥皂洗去,防止有机溶剂穿透皮肤吸收中毒。

④禁止用鼻子嗅气味,应以手扇少量气体。

⑤禁止用口尝以鉴定试剂和未知物。

⑥采取必要的防护措施,必要时选择并戴好防护眼镜、防护手套。

⑦实验工作区内禁止吃东西、喝饮料;禁止将食物储藏在储有化学药品的冰箱、冰柜或者储藏柜中;饮食用具不得带入实验室,以防毒物污染,离开实验室及饭前要洗净双手。

（2）实验室中毒事故急救:如发生化学药品导致的急性中毒事件,应在就医前或急救医生到达中毒现场前,尽快将中毒者从危险区域转移到安全的地方,并初步判断可能的中毒物质,展开急救,排出毒物。如果中毒物质不明,应对中毒地点进行排查,观察中毒者皮肤、口、鼻、眼睛是否存在异常,以判断可能的中毒物质,并触摸中毒者腹部,如有疼痛,提示可能误服了毒性物质,应及时带至医院就诊。

实验室常用化学药品的中毒途径以及中毒处置详见第二章第二节。

3. 化学灼伤事故的处置 化学灼伤是化学药品对人体组织造成的刺激、腐蚀及化学反应热引起的急性损害。化学灼伤事故按灼伤组织的不同常分为皮肤化学灼伤、呼吸道化学灼伤、消化道化学灼伤和眼部化学灼伤。

4. 危险化学品毒性、腐蚀性的防护 除了易燃、易爆化学品,实验室化学药品另外的重要危险特性是毒性和腐蚀性。为了防止危险化学药品对实验人员造成中毒和化学灼伤事故,提前做好危险化学药品的防毒、防腐蚀措施至关重要,常见预防措施如下。

（1）加强危险化学药品毒性、腐蚀性的防护教育与管理。规范危险化学药品的储存与使用管理;严格遵守危险化学药品的安全操作规范;实验前全面了解其性质,做好针对性的防治措施;加强宣传教育,普及防治常识。

（2）防毒措施。实验中尽量以无毒、低毒药品替代有毒和高毒药品,在具有良好通风的生物安全柜、通风柜中操作,并采取防护措施。

（3）防腐蚀措施。具有腐蚀性的药品应使用耐腐蚀容器储存,并保持容器密封性;规范使用具腐蚀性药品,在通风良好的环境下进行实验操作,并做好个人防护。

（4）禁止将有毒和腐蚀性药品直接倒入下水道。

（5）养成良好的实验室卫生习惯。

三、生物实验意外事故的处置

生物安全事件是一种突发事件,如传染性物质的泄漏、感染性物质的气溶胶释放、实验动物的传染病等,它可能导致群体性的异常反应,对实验人员健康造成极大的危害。采取有效的预防措施和严格的监督管理,是有效降低实验室生物安全事件发生率、最大限度减少事故损失的关键。

1. 潜在感染性物质的食入处理

（1）立刻暂停实验,脱下实验服。

（2）采取自我急救的同时,立即到医院就诊。

（3）告知实验室安全责任人,记录潜在感染性物质名称。

（4）记录事故发生时间及过程,保留医院就诊记录。

2. 潜在危害性气溶胶释放的处理

（1）对事故现场多次换气,以降低有害气溶胶浓度。事故现场实验人员应对事故现场进行首次消毒,随后撤离现场,对自身进行消毒并淋浴。事故人员均应接受医护人员的问诊、观察及治疗。

（2）告知实验室安全责任人,记录潜在危害性气溶胶名称。

（3）事故现场 1 h 内禁止人员进入,若事故现场没有换气装置,则应关闭 24 h 以上。

（4）达到事故现场封闭时间后,实验室安全责任人组织人员穿戴防护装备对事故现场进行再次消毒。

3. 容器破碎及感染性物质的溢出处理

（1）穿戴防护用具。

（2）将布或纸巾盖在破碎容器及感染性物质上。

（3）对污染范围由外至内洒下消毒剂。

（4）30 min 后，把布、纸巾和容器碎片丢入专门的污染性废物放置区域。

（5）污染区域进行再次消毒。

（6）处理现场的工具使用完毕后，应采用高压灭菌或浸泡消毒液的方式进行灭菌。

（7）污染范围内的文件在进行拍照后，也应及时丢入专门的污染性废物放置区域。

4. 装有潜在感染性物质的离心管在未装可封闭离心桶的离心机中发生破裂的处理

（1）无论是在离心机运行过程中还是离心完毕后，离心管发生破裂，均应立即断开离心机电源，关闭离心机盖，密闭 30 min，等待含有潜在感染性的物质沉积。

（2）清理者穿戴好防护用具，对离心机内碎片进行清理，清理出的离心管碎片及离心机的离心桶、转子等部件均应置于处理该特定感染性物质的消毒液中进行消毒。

（3）离心机内也应用处理该特定感染性物质的消毒液进行消毒。离心管碎片等应丢入专门的污染性废物放置区域。

5. 装有潜在感染性物质的离心管在装有可封闭离心桶（安全杯）离心机中发生破裂的处理

（1）需在生物安全柜内拆卸密封离心桶。

（2）离心桶需进行高压灭菌。

6. 毒性、腐蚀性或含有微生物的样品进入眼睛、污染台面的处理

（1）若有上述样品进入眼睛，立即用眼用冲洗器仔细冲洗。

（2）冲洗后去眼科就诊，进行必要的检查和处置，记录受伤原因及病原微生物种类，并保留完整的医疗记录。

（3）若台面污染，即用 1∶100 施康溶液或 0.5% 过氧乙酸溶液消毒。

四、一般事故的急救与处置

实验人员在实验室常遇到各种各样的外伤，如切割伤、烫伤、烧伤、腐蚀伤、实验动物咬伤和爆炸伤等，实验人员需掌握常见外伤的处理方法。

1. 切割引起的外伤 受到锐器扎伤或切割伤后，先确认伤口中有无玻璃碎片等残留，可先用镊子去除伤口内存在的玻璃碎片等，再用 2% 碘酒（或医用酒精）消毒伤口，并用纱布包扎，压迫止血。若伤口较深，需到医院进行清创缝合，必要时需用药预防破伤风。

2. 烫伤或烧伤 烫伤、烧伤可分为三个等级。一级表现为皮肤红肿，可用 75% 酒精纱布覆盖或用冰水冲洗。二级特征为皮肤产生水疱，除与一级相同的处理外，还应在消毒后纱布包扎。一二级烫伤、烧伤还可涂抹治疗效果显著的獾油。三级最为严重，损伤区域大多是灰色、红棕色或黑色，无水疱且无疼痛感，此时需用无菌纱布包裹后马上送往医院就诊。此外，若伤者 1/3 皮肤受累时，无论烫伤或烧伤程度如何，均应送往医院就诊。

3. 化学腐蚀伤 化学药品中的强酸、强碱和液态溴等能产生化学腐蚀伤，对人体组织具有腐蚀或灼伤作用，如果误服则造成口腔及消化道灼伤，甚至威胁生命。如果不慎洒到身上应立即去除衣物，用大量清水冲洗皮肤上的化学药品，随后用特定试剂处理，必要时送医院就诊。常见易发生化学腐蚀伤的物质及相应救护办法如表 8-1 所示。

表 8-1 化学灼伤的急救或治疗

化 学 药 品	急救或治疗方法
碱性物质类：KOH、NaOH、浓氨水、CaO 等	立即用大量水冲洗，然后用 2% 醋酸溶液冲洗、撒敷硼酸粉，或用 2% 硼酸溶液冲洗。如为 CaO 的灼伤，则可用植物油洗涤、涂敷伤口
碱金属氰化物、氢氰酸	先用高锰酸钾溶液冲洗，再用硫化铵溶液冲洗
液溴	用 25% 氨水、松节油和 95% 酒精的混合液（体积比为 1∶1∶10）冲洗处理
铬酸	先用大量水冲洗，再用硫化铵溶液漂洗
氢氟酸	先用大量冷水冲洗至伤口表面发红，然后用 5% 碳酸氢钠溶液洗，再以甘油和氧化镁悬浮剂（体积比为 2∶1）涂抹，最后用消毒纱布包扎；或用 0.1% 氯化苯甲烷铵或冰镇酒精溶液浸泡
磷	不可将创伤面暴露于空气或用油质类涂抹，应立即用 1% 硫酸铜溶液洗净残余的磷，再用 0.01% 高锰酸钾溶液湿敷，外涂保护剂，用绷带包扎
苯酚	先用大量水冲，再用 70% 酒精与 0.3 mol/L 氯化铁混合溶液（体积比为 4∶1）冲洗
氯化锌、硝酸银	先用水冲，再用 5% 碳酸氢钠溶液漂洗，涂油膏及磺胺粉
酸类：硫酸、盐酸、硝酸、磷酸、甲酸、乙酸、草酸、苦味酸	先用大量水冲洗，然后用 5% 碳酸氢钠溶液或稀氨水冲洗；如果被草酸灼伤，不宜使用碳酸氢钠溶液中和，应选择镁盐或钙盐进行中和
硫酸二甲酯	用大量水冲洗，再用 5% 碳酸氢钠溶液冲洗，不能涂油，不能包扎，应暴露伤处让其挥发

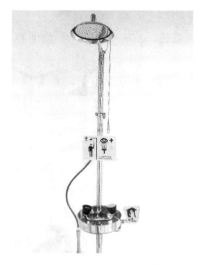

图 8-1 紧急冲淋洗眼装置

化学试剂灼伤眼睛后，应立即用流水冲洗至少 15 min。有紧急冲淋洗眼装置或紧急洗眼器设备（图 8-1）的实验室，可用该设备进行冲洗。洗涤时应注意不要揉搓眼睛或用水流直射眼球。此外，若为碱灼伤，可用 20% 硼酸溶液洗涤；若为酸灼伤，可用 1.5% 碳酸氢钠溶液洗涤。

4. 实验动物咬伤 科研中所使用的实验动物多为无特定病原体（specific pathogen free，SPF）动物。但 SPF 动物也并非无病原体，实验动物仍可能携带破伤风杆菌、钩端螺旋体、立克次体等。被实验动物咬伤后，不仅伤口会出血、疼痛，造成局部感染、皮肤溃疡等症状，还可能会引发相应的感染性疾病。因此，需对实验动物咬伤保持警惕，积极处理。

被实验动物抓伤或咬伤后，总体处理原则如下。

（1）尽快用清水或肥皂水反复冲洗受伤部位，以去除伤口处动物体液。

（2）冲洗后，用酒精或碘酒反复擦拭消毒。

（3）视伤口情况、可能的病原体种类决定是否需要就医接受进一步治疗。

被大鼠、小鼠、豚鼠、兔等实验动物抓伤或咬伤后，若伤口较表浅，可在伤口处涂抹红汞；若被咬伤出血，可先挤出伤口处血液，用0.3%过氧化氢溶液棉球消毒伤口，再用干棉球擦干，外贴创可贴。被犬、猪、猴等实验动物咬伤后，除根据伤口大小、深浅、出血量进行相应处理后，还应及时就医。

此外，在缺乏确切信息证明实验动物安全健康的情况下，除进行上述伤口处置外，还应根据伤口程度对特定病原体进行针对治疗，如接种破伤风疫苗、狂犬疫苗等。同时对咬人动物进行至少两周的密切观察，观察内容包括一般状态、精神行为、摄食摄水、大小便等，如有疑似狂犬病或其他人畜共患病症状时，应立即捕杀、焚烧动物尸体、消毒环境，并将被咬者送医院进行紧急处置。

5. 爆炸引起的炸伤 实验室爆炸毁坏力大、瞬间危及人身安全，近年屡见报道，因此思想上必须引起足够重视。

实验室发生爆炸事故后，总体处理原则如下。

（1）首先将受伤人员撤离现场，送往医院急救。爆炸伤往往引起失血过多，在送医前需采用压迫止血，若是四肢被炸伤出血，可利用止血带止血，需注意的是，止血带每扎紧0.5 h后需松开1～2 min，以免肢体缺血损伤。

（2）及时查明原因，并采取一切办法控制事故源，如切断电源，关闭可燃气体阀门等，防止事故扩大。

（3）现场拉起警戒线，防止无关人员进入，同时迅速清理现场以防引发其他着火、中毒等事故。

附录　实验室常见警告标志

图 形 标 志	名　称	设置范围和地点
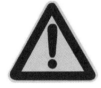	注意安全 Warning danger	易造成人员伤害的场所及设备等
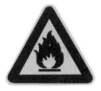	当心火灾 Warning fire	易发生火灾的危险场所，如可燃性物质的生产、储运、使用等地点
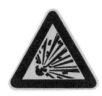	当心爆炸 Warning corrosion	易发生爆炸危险的场所，如易燃、易爆物质的生产、储运、使用或受压容器等地点

续表

图形标志	名　称	设置范围和地点
	当心腐蚀 Warning explosion	有腐蚀性物质《危险货物品名表》（GB 12268—2012）中第 8 类所规定的物质）的作业地点
	当心中毒 Warning poisoning	剧毒品及有毒物质《危险货物品名表》（GB 12268—2012 中第 6 类第 1 项所规定的物质）的生产、储运及使用场所
	当心感染 Warning infection	易发生感染的场所，如医院传染病区，有害生物制品的生产、储运、使用等地点
	当心触电 Warning electric shock	有可能发生触电危险的电器设备和线路，如配电室、开关等
	当心高温表面 Warning hot surface	有灼、烫物体表面的场所
	当心低温 Warning low temperature/ freezing condition	易于导致冻伤的场所，如冷库、汽化器表面、存在液化气体的场所等
	当心电离辐射 Warning ionizing radiation	能产生电离辐射危害的作业场所，如生产、储运、使用《危险货物品名表》（GB 12268—2012）规定的第 7 类物质的作业区
	当心裂变物质 Warning fission matter	作业场所，如具有裂变物质的使用车间、储运仓库、容器等

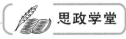 思政学堂

要健全风险防范化解机制,坚持从源头防范化解重大安全风险,真正把问题解决在萌芽时、成灾之前。

——2019 年 11 月,习近平总书记在中共中央政治局第十九次集体学习时强调

（欧阳真　付子君　黄　雷）

参考资料

[1] World Health Organization. Laboratory biosafety manual[M]. 3rd ed. Geneva:World Health Organization,2004.

[2] 范宪周,孟宪敏. 医学与生物学实验室安全技术管理[M].2版.北京:北京大学医学出版社,2013.

[3] 杨朝文.电离辐射防护与安全基础[M].2版.北京:原子能出版社,2009.

[4] 高虹.实验动物医学管理[M].北京:科学出版社,2022.

[5] 贺争鸣,李根平,李冠民,等.实验动物福利与动物实验科学[M].北京:科学出版社,2011.

[6] 蔡乐.高等学校化学实验室安全基础[M].北京:化学工业出版社,2022.

[7] 《实验室危险化学品安全管理规范第2部分:普通高等学校》(DB11/T 1191.2—2018)

[8] 《麻醉药品和精神药品管理条例》(中华人民共和国国务院令第442号)

[9] 《微生物和生物医学实验室生物安全通用准则》(WS 233—2002)

[10] 《病原微生物实验室生物安全管理条例》(中华人民共和国国务院令424号,2018修订版)

[11] 《临床实验室生物安全指南》(WS/T 442—2024)

[12] 《医疗卫生机构医疗废弃物管理办法》(中华人民共和国卫生部令第36号)

[13] 《放射性同位素与射线装置安全和防护条例》(中华人民共和国国务院令第499号)

[14] 《放射性药品管理办法》(2011年修订版)

[15] 《安全标志及其使用导则》(GB 2894—2008)

彩　图

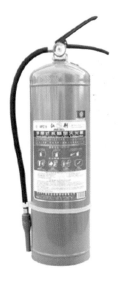

图 1-7　水基型灭火器

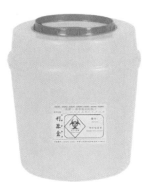
(a) 平视图

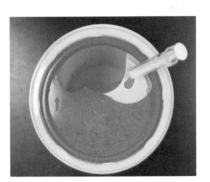
(b) 俯视图

图 3-1　实验室专用利器盒

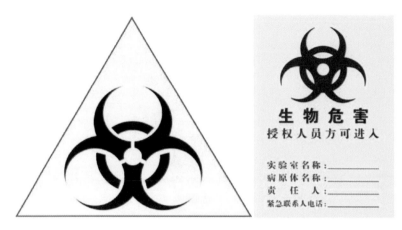

图 3-2　国际通用生物危害标识与生物安全警告标牌

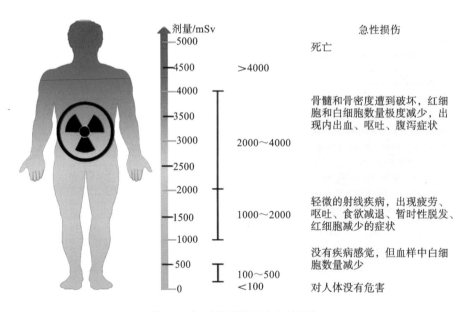

图 4-1　短时辐射的医疗急性损伤

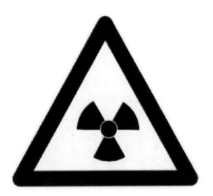

图 4-2　电离辐射警示标识

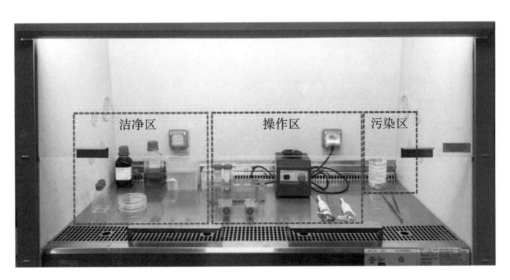

图 6-1　生物安全柜工作台物品摆放参照图

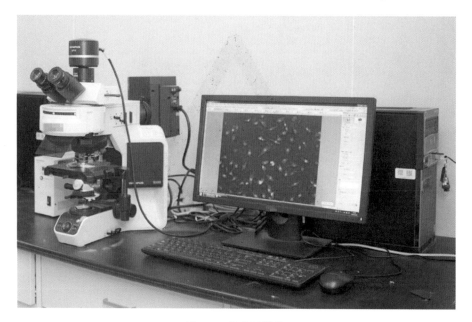

图 7-4　荧光显微镜

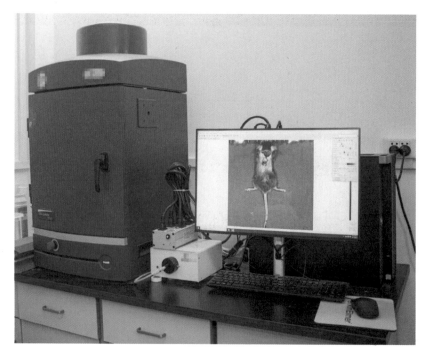

图 7-9　小动物活体成像仪

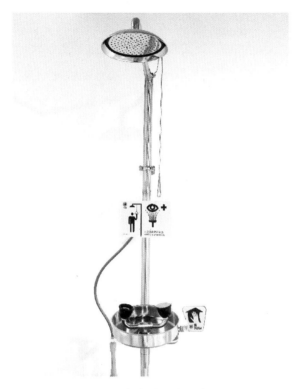

图 8-1 紧急冲淋洗眼装置

附录　实验室常见警告标志

图形标志	名　称	设置范围和地点
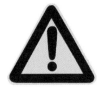	注意安全 Warning danger	易造成人员伤害的场所及设备等
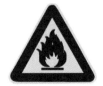	当心火灾 Warning fire	易发生火灾的危险场所，如可燃性物质的生产、储运、使用等地点
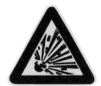	当心爆炸 Warning corrosion	易发生爆炸危险的场所，如易燃、易爆物质的生产、储运、使用或受压容器等地点
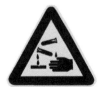	当心腐蚀 Warning explosion	有腐蚀性物质《危险货物品名表》(GB 12268—2012)中第 8 类所规定的物质)的作业地点
	当心中毒 Warning poisoning	剧毒品及有毒物质《危险货物品名表》(GB 12268—2012 中第 6 类第 1 项所规定的物质)的生产、储运及使用场所
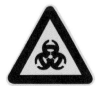	当心感染 Warning infection	易发生感染的场所，如医院传染病区，有害生物制品的生产、储运、使用等地点

续表

图形标志	名　称	设置范围和地点
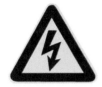	当心触电 Warning electric shock	有可能发生触电危险的电器设备和线路,如配电室、开关等
	当心高温表面 Warning hot surface	有灼、烫物体表面的场所
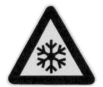	当心低温 Warning low temperature/ freezing condition	易于导致冻伤的场所,如冷库、汽化器表面、存在液化气体的场所等
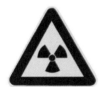	当心电离辐射 Warning ionizing radiation	能产生电离辐射危害的作业场所,如生产、储运、使用《危险货物品名表》(GB 12268—2012)规定的第 7 类物质的作业区
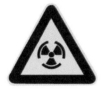	当心裂变物质 Warning fission matter	作业场所,如具有裂变物质的使用车间、储运仓库、容器等